湖南省哲学社会科学基金项目资助

项目名称：健康老龄化背景下社区衰弱老年人的风险评估与运动处方设计研究

项目编号：19YBQ044

# 社区老年人健身风险和运动计划设计研究

李丹　著

中华工商联合出版社

**图书在版编目（CIP）数据**

社区老年人健身风险和运动计划设计研究／李丹著
. -- 北京：中华工商联合出版社，2023.6
ISBN 978-7-5158-3699-7

Ⅰ．①社… Ⅱ．①李… Ⅲ．①老年人-健身运动-研
究 Ⅳ．①R161.7

中国国家版本馆 CIP 数据核字（2023）第 113539 号

社区老年人健身风险和运动计划设计研究

作　者：李　丹
出品人：刘　刚
责任编辑：于建廷　效慧辉
封面设计：清　清
责任审读：傅德华
责任印制：陈德松
出版发行：中华工商联合出版社有限责任公司
印　　刷：北京毅峰迅捷印刷有限公司
版　次：2024 年 1 月第 1 版
印　次：2024 年 1 月第 1 次印刷
开　本：710mm×1000 mm　1/16
字　数：240 千字
印　张：15
书　号：ISBN 978-7-5158-3699-7
定　价：78.00 元

服务热线：010-58301130-0（前台）
销售热线：010-58301132（发行部）
　　　　　010-58302977（网络部）
　　　　　010-58302837（馆配部）
　　　　　010-58302813（团购部）
地址邮编：北京市西城区西环广场 A 座
　　　　　19-20 层，100044
http：//www.chgslcbs.cn
投稿热线：010-58302907（总编室）
投稿邮箱：1621239583@qq.com

# 前 言

　　人体结构衰变和身体相关功能下降是年龄增长不可避免的后果，但是衰老的这种下降率和下降程度有相当大的个体差异。目前，比较公认的是，个体完全有可能脱离预期的衰老模式，而且至少在一段时期内可以推迟年龄增加产生的结果。目前，充分证据表明，与较少锻炼的人相比，积极锻炼的人（包括老年人）表现出更高的心肺功能和肌肉活力，拥有更为健康的身体。积极锻炼有利于人们预防心血管疾病和 2 型糖尿病，还有增强骨骼健康的效果。积极锻炼的成人和老年人有更好的睡眠质量和更好的生活质量。虽然体育锻炼不可能阻止衰老过程，但现在有证据表明，适度的体育锻炼可以最大限度地减少衰老的规律性生理效应，并且可以限制慢性病和残障状况的发展，可以提高预期寿命，达到健康长寿的目的。不幸的是，尽管大量证据证明体育锻炼对中老年人的好处，但是要想说服 50 岁以上的人采取积极锻炼的生活方式却也相当困难。美国疾病控制和预防中心估计，有 1/3 到 1/2 的 50 岁以上的美国人根本没有休闲体育锻炼。

　　目前，我国正面临着人口老龄化的挑战。随着我国老龄化问题的日益加剧，老年研究人才的培养也越来越重要。老龄化问题是人口年龄结构老化与经济、社会、文化、政治发展所产生矛盾的总和，涉及经济、社会、文化和政治的各个领域，把老龄问题定位在任何一个领域都不能透彻地认清其本质。人口老龄化对社会和经济发展会产生深远影响，特别是健康消费、劳动力资源、社会保障、产业结构等方面。解决老龄问题需要综合整治，不仅需要对人口老龄化过程本身进行干预和治理，还需要针对人口老龄化对国家经济、社会、文化、政治领域发展所产生的各种后果进行干预与治理。

　　全书共七章，第一章绪论，是对老年人体育与健康管理的简要论述；第二章是老年人特点与老年人运动健身作用，对老年人体质特点、生理特点、心理特点与健身运动对其影响进行介绍；第三章是社区老年人健身设施管理与规划，对国外社区体育设施及其建设规划、我国社区体育设施及其建设标准、体育设施建设的未来发发展进行论述；第四章是社区老年人健身风险与运动正确方式，对社区老年人肌肉力量与平衡能力练习、柔韧性与心肺功能练习进行论述；第五章是社区老年人身体机能与运动计划制定，对社区老年人身体机能基础检测、社区老年人健身运动计划制定行分析论述；第六章是体育健身环境训练选择，对排健身方式的安排、俱乐部、社区、广场健健身运动训练选择进行介绍；第七章是新时代体育健身发展方向，对体育健身发展的方向、农村体育、中国体育社区发展与服务组织以及体育社区发展与服务组织等内容进行介绍。

　　本书内容全面、结构清晰，涵盖了社区老年人健身风险和运动计划设计的各个方面的介绍说明。笔者多年来一直对社区老年人健身风险和运动计划设计等方面有深入的研究，不断探索社区老年人健身风险和运动计划设计的方向。书中有笔者多年来的教学经验，运用了相当多的文献资料，力求内容详实，可满足各个层次的读者需求。

　　本书在撰写过程中，参考了大量的资料文献，同时得到了许多专家学者的帮助和指导，在此表示真诚的感谢。因笔者水平限，书中难免有疏漏之处，希望同行学者和广大读者予以批评指正，以求进一步完善。

作者

2023 年 5 月

# 目　录

# 第一章　绪论

人口老龄化是指老年人口数量在社会总人口中所占比例不断上升的过程。世界卫生组织将 65 岁以上的人群定义为老年人，而按照联合国制定的标准，一个国家或地区如果年满 65 岁的老年人占总人口数的 7% 以上，或年满 60 岁的老年人占总人口数的 10% 以上，即为老年型社会，这种现象被称为"社会老龄化"。1982 年，中华医学会老年学会根据我国实际情况，把年龄 60 岁以上的人界定为老年人。

## 第一节　老年人体育与健康管理概述

近年来，我国老龄人口数量急剧上升，规模巨大。全国老龄工作委员会办公室发布的《中国人口老龄化发展趋势预测研究报告》指出，预计到 2030 年，老年人口的比例将达到 21.93%；2050 年，我国老年人口总量将超过 4 亿，老龄化水平大于 30%；到 2051 年，我国老年人口将达到峰值 4.37 亿。

### 一、老龄化体育与健康管理的发展前景

### (一) 老年人罹患疾病产生的经济负担

人口老龄化不仅是人口年龄结构的变动问题，更是一个涉及社会、经济各领域的复杂而重大的问题。总的疾病经济负担和疾病治疗相关费用均增长迅速，超过了我国以不变价计算的同期 GDP 的年均增长速度（10.1%），也超过

了居民年人均收入的增长速度（城市 8.1%、农村 5.2%）。目前，发达国家的医疗卫生开支占政府财政总支出的比重平均超 10%，其中美国、德国、法国、英国等已达到 16% 以上，而我国却一直在 4.5% 左右徘徊，政府财政总支出的压力巨大。

慢性病防治费用在老年人的疾病经济负担中占有相当大的比重。慢性病是长期发展演变的疾病，病程漫长。有些慢性病虽然人年轻时就已经开始罹患，但往往到中老年才日渐显现。研究发现，我国每年有将近 380 万名 65 岁以上的老年人死于脑血管疾病、恶性肿瘤、心脏病、糖尿病、高血压和呼吸系统疾病等老年人常见慢性病，占 65 岁以上老年人总死亡人数的 83.40%。人口老龄化伴随的慢性疾病患病人数快速增加问题，将给我国社会经济的可持续发展带来沉重的负担。政府必须科学应对，在老年人疾病预防、治疗、失能康复等方面投入更多的人力与物力，并研究能充分利用成本效果和成本效益的政策措施，以确保社会经济的可持续发展。

### （二）健康老龄化和积极老龄化需求

健康老龄化和积极老龄化是我国应对老龄化挑战的必然选择。健康老龄化是指一个国家或地区在成为老年型社会以后，健康老年人、健康高龄老人和健康百岁老人在老年人群体中的比重日益上升，而病残和生活不能自理的老年人比重逐步下降这样一个过程或一种状态。健康老龄化的内涵涉及社会、经济、教育、文化、医疗、体育、社会福利等因素，它不仅体现老年人个体生活和生命质量，而且反映一个国家与地区的政治、经济和文化状况。就个体而言，健康老龄化是指人进入老年之后在身体、心理、智力、社会和生活等五个方面能保持该生命阶段应具备的正常状态，这样的状态能够推迟各种功能障碍在老年人生命中出现的时间，使老年人能更多地参与有价值的社会活动。就群体而言，健康老龄化应该是大部分老年人健康长寿，达到身体、心理和社会功能的完美状态。某些学者提出了健康老龄化目标：①生活独立；②精神愉快；③有一定的社会交往；④有一定的社会贡献穆卡马尔认为健康老龄化或成功老龄化的特征是：①罹患疾病或产生与疾病相关残疾的概率低；②有较高的认知功能和躯体功能；③积极参与生活（如人际交往和生产活动）。评估内容由客观身体伤残、主观身体健康、伤残生命的长度、客观精神健康、社会参与、主观生活满意度等因素组成。因此，健康老龄化就是提倡在人生命的全过程中尽量避免或减少危险因素，大力减少老年人发病概率或延后发病、减少失能，使老年人健康和独立生活的时间更长、生命质量更高。中国应尽早制定健康老龄化国家战略，确保相关制度实施，并结合医改政策在国家层面提出重大干预行动计划，在借鉴国际经验的同时有所创新，走一条有中国特色的老年人"疾病有所医，残障有所护"之路。

积极老龄化是指人在老年时为了提高生活质量，尽可能获得健康、参与和保障的最佳机会的过程。积极老龄化的目的是使所有年龄组的人们，包括那些体弱者、残疾和需要照料者，延长健康预期寿命和提高生活质量。"积极"强调的是继续参与社会、经济、文化和公共事务，而不仅仅是参加体育活动或劳动。退休老年人和那些患病或有残疾的人，仍然是他们的亲属、朋友、社区和国家组织的活动的积极参与者。积极老龄化的政策框架要求在"健康""参与"和"保障"三个基本方面采取行动。尽管当人们进入老年时，人体功能的衰退和慢性疾病的到来不可避免，但是如果在人们进入老年之前，避免或减少有害于人体健康的消极因素，增加健康的保护因素，就会大大推迟人体功能衰退和慢性疾病到来的时间。世界卫生组织指出，当慢性病和机能下降的风险因素（包括环境和行为）降低而保障因素提高时，人们将享受时间更长、质量更高的生活。进入老年后，大部分老年人仍然能够保持健康和生活自理，少部分老年人需要昂贵的医疗和照料服务，这就需要社会开展持续的健康教育，让人们养成健康的生活方式，建立医疗保险制度和提高医疗服务水平。同时，研究积极老龄化有利于走出"需求定位"的误区。过去人们把老年人的需求简单地认为是物质需求，认为只要吃饱、穿暖就算满足了老年人的需求。积极老龄化政策则表明养老不仅仅包括保障老年人的物质性需求，还包括生存需求、健康需求、感情需求、发展需求、价值需求和归属需求。面对老龄化困境，健全和完善已有社会保障，尤其是社会养老保险、医疗保险，建立起长期照料护理服务体系，改革现有计划生育政策，推行延长退休年龄的政策等，都是应对的具体举措。但是，与这些治标性的手段不同，实施积极老龄化政策才是我国应对老龄化问题的根本性出路。

二、老龄化体育与健康管理的管理范畴

健康管理是指对个人或人群的健康危险因素进行全面检测、分析、评估以及预测和预防的全过程，其宗旨是强调个人及集体的积极性，有效地利用有限的资源来实现最大的健康改善效果。作为一种服务，其具体做法是对个人健康状况的动态变化信息进行评价和为个人提供有针对性的健康干预指导，让大众有条件和机会采取科学行动来改善自己的健康状况。老年体育与健康管理属于健康管理的范畴，是健康管理的重要组成部分。我们建立的老年体育与健康管理闭环指导管理体系由个人身体机能指标检测、多指标个体健康状况、多渠道亚健康干预指导、干预工程监控、身体机能指标的再检测等组成，他们构成了老年体育与健康管理的功能内涵。

（一）健康评估档案

老年人记忆力衰退，表达、认知能力也有不同程度的下降，医生问的许多问题都难以准确回答，这就给医生诊治带来了很大麻烦。此时，一个详细的健康档案就可以解决这些问题，它可以让医生更仔细、全面、准确地了解老人的身体状况，从而更有效地诊断治疗或者指导老年人自我保健康复。健康评估档案记录一个人生命体征的变化以及自身所从事过的与健康相关的一切行为与事件，具体内容主要包括个人的生活习惯、过敏史、既往病史、诊断治疗情况、家庭病史及历次体检结果等。它是一个动态连续且全面的记录过程，通过其中详细完整的记录，为每个人提供全方位的健康服务。

（二）健康机能指标检验

健康机能指标检验可以解决个体运动能力指标和生物物理指标的快速、动态、廉价测试问题，实现对个体机能指标体系中各参量的变化量的监测和分析管理。身体机能测试系统可检测五大指标体系（身体形态、肌肉力量、心血管代谢、身体灵敏与协调控制、运动心理），其中身体形态包括身高、体重、骨密度、人体成分精细分析等指标；肌肉力量包括特定肌肉（肌肉群）的爆发力和持久力等指标；身体灵敏性与协调控制包括静止平衡力、动态平衡力、身体柔韧性（坐位体前屈）、神经反应时、动作完成时等指标。

（三）体育指导服务管理

体育指导服务管理是提高老年体育健身活动科学性的保证。社区与农村老年体育事业要顺利发展，需要有大批掌握社会体育工作和知识技能的人才（社会体育指导员）在社区进行指导服务工作。这一群体是社区与农村体育服务的主要力量，从事健身指导、健身咨询和运动处方等工作，对提高社区老年体育健身活动的科学性具有重要作用。

（四）心理与精神健康管理

老年心理健康是指个体内部心理过程和谐一致以及与外部环境适应良好的心理状态。具体表现在五个方面：认知功能正常、情绪积极稳定、自我评价恰当、人际交往和谐、适应能力良好。老年人群中广泛出现的"离退休综合征""空巢综合征"等都是由于老人心理自调不足、家庭温暖不够、心理健康问题得不到重视，最终引发的心理疾病。中国科学院老年心理研究中心的研究显示，老年人心理健康与其身体健康、居住环境、社会参与度、社会文化氛围和养老保障情况密切相关，还与其所在地区的经济发展水平相关。研究表明，社区给予一定的支持、护理和心理干预，可以有效地提高老年人的心理健康水平。

（五）生活方式管理

生活方式管理是通过健康促进技术，比如行为纠正和健康教育，来保护人们远离不良行为，减少健康危险因素对健康的损害，预防疾病，改善健康。生活方式与人们的健康情况息息相关，良好的生活方式可以消除或减少健康危险因素，从而减少许多疾病的患病风险。"大庆糖尿病 20 年长期跟踪随访研究"项目的研究发现，经过 6 年饮食和运动生活方式干预，对糖尿病实现了预防或推迟发生长达 14 年。在实践中，可以运用健康教育、激励、训练和推广健康行为等方式来促进人们改变生活方式。

（六）慢性病管理

老年慢性病的管理包括疾病预防、治疗、护理的全部过程。据研究显示，影响老年人慢性病患病率的因素有年龄、吸烟情况、体重指数、精神状况、体育锻炼情况等，干预或控制这些因素可以有效地预防慢性病的发生、发展。许多研究表明，社区卫生服务对于慢性病的防治具有重要作用，例如社区健康教育、社区家庭访视护理、社区医生随访监测等，都能够有效地降低中老年人的慢性病患病率。目前，也有许多疾病管理研究项目，如糖尿病管理、心脏病管理等，已经制订了相应疾病的综合防治策略。社区卫生服务机构应建立专业的慢性病防治护理小组，根据这些慢性病的管理规范，为慢性病患者提供服务。

### （七）多途径健康干预方案

干预的目的是纠正老年人有害的生活方式；干预的方法是要找出适合个体特征的健康生活方式，并寻找可监控干预执行过程的技术方法，建立干预效果的量化评价体系，从而形成包含测试、评价、干预过程监测、再测试、干预方案优化的循环系统。我们需要针对个体呈现的不同健康状况特征，从体能锻炼、营养均衡、康复治疗、心理调节和社会行为纠正等方面，研究对症下药的健康干预方法；我们需要从动态的个体身体机能测试参数中，抽象出反映运动不足、膳食营养结构不合理、社会行为异常、心理状态异常等亚健康身体状态的特征体系，并综合应用运动医学、营养学、社会学、运动心理学等学科的理论和技术方法。

### （八）健康信息平台

健康管理信息平台可以通过因特网在手机上使用，健康信息可以实时共享、随时查询。信息平台的功能包括：①健康体检预约登记；②健康档案查询；③生活习惯调查和评估；④保健计划查询；⑤随访干预指导；⑥网上咨询。目前，有一些新的信息技术可以引入到健康管理信息化平台的建设中，如蓝牙生命信息监测器，它可以随身携带，主要被用来监测血压、脉搏等生命信息，监测的结果可以传递到手机的自助健康管理平台中。该平台进行健康信息的采集、健康科普知识的查询并开展自助健康管理，通过网络同健康档案存储平台进行双向、即时的数据传输，从而实现手机携带者同健康管理师的实时通信。

### 三、老龄化体育与健康管理的管理内容

#### （一）服务管理

根据美国心理学家马斯洛的需求层次理论，人在生理、安全、社交、尊重及自我实现五个方面都存在不同程度的需求。发展老年服务业的首要前提就是做到全面有效地满足老年群体的五种需要，具体做法包括：①组建社区养老院、敬老院、托老所、老人村等社会福利机构；②设立社区老年活动中心，保证老年人的身心健康；③建立老年人物质服务中心，使老年人能够及时买到生活所需的物品；④普及法律知识，为老年人提供专门的维权服务；⑤设立老年结伴、交流、婚介等情感服务场所；⑥完善社区医疗保健，为老年人提供定向服务；⑦设立志愿服务中心，开展一帮一活动。

#### （二）产业管理

随着老年人特殊需求的迅速增长，满足老年人特殊需求的养老服务设施、日常生活社区服务、娱乐业等纷纷涌现，业内统称其为"银色产业"或"银发产业"。该类产业包括传统老年产业如服装、食品、特殊商品、交通、保健、老年福利设施以及现代老年产业如娱乐、旅游、住宅、社区服务业、老年教育等。

#### （三）健康管理

老年健康管理包含对老年人个人或老年人群的健康危险因素进行全面检测、分析、评估以及预测和预防的全过程，它可以对存在的健康危险因素进行全面管理，制定针对性的健康计划，并协助实施一系列健康提升过程。老年健康管理能及时了解老年人的健康状况，随时掌握他们的医疗信息，控制疾病危险因素并及早预防或在发病前进行有效干预；可以有效地减少疾病发生的几率，改善老年人的健康状况，提高他们的生命质量。及时选择适当的、切实可行的预防和干预措施，对于慢性非传染性疾病的控制具有举足轻重的作用。

#### （四）人力管理

人力管理针对有劳动意愿与劳动能力的老年人，主要包括四类老年人：①从事有报酬的生产与社会劳动的老年人；②从事无报酬劳动、半劳动或辅助劳

动的老年人；③从事一切有利于社会和家庭活动的老年人；④尚未从事任何经济社会活动但有意参与其中的老年人。前三类是实际已投入使用的老年人力资源，第四部分则是潜在的老年人力资源。

（五）设施管理

老年服务设施专为老年人服务的居住建筑和公共建筑，主要是针对老人的公共服务设施，包含公共医疗卫生机构、体育健身设施、老年福利服务设施、老年文体活动中心等。各国的老年服务设施可归纳为日常照顾型、文体康乐型、健康护理型。

（六）组织管理

老年组织是指依法设立的以老年工作为主要内容，以满足老年人的需求为主要活动目的，以老年人为参与主体的、非政府性的社会组织，如老年人协会、老科技工作者协会、老教授协会、中国老龄事业发展基金会、中国老年协会等。居民委员会、村民委员会和依法设立的老年人组织均可反映老年人的要求，维护老年人合法权益，为老年人服务。

（七）信息管理

老年信息管理是指运用现代信息技术和手段，通过社区政务、社区管理、社区服务、小区及家庭生活等各个方面的信息技术应用平台，向老年居民提供全方位信息服务，提高老年人生活质量，促进社会和谐和全面进步。管理的信息包括老年人个人基本信息、医疗费用、退休金、健康状况、社区服务、养老服务等。

（八）环境管理

适宜老年人的环境，应充分考虑由于老年人身体机能退化引起的生理和心理的变化，同时应适应老年人的个人习惯，从方便和经济的角度出发，为老年人提供良好的居住环境，并尽可能长地保持其独立生活能力。对老年人日常生活的空间可按照距离由小到大划分成若干环境层次，如居住环境、社区环境、居住小区环境、社会环境等，以研究空间与老年宜居环境的关系。

（九）消费管理

据统计，目前我国城市老年人人均年消费额约为 4000 元，全国老年人消费额约为 3200 亿元，而且老年人的生活收入在较稳定地增长，从而形成一个庞大的、特殊的需求市场。从潜力方面来看，老年人口数量多，购买力强劲，购买欲望也非常强烈。

### （十）政策管理

老龄政策是国家干预人口老龄化过程，调整人口老龄化与经济、社会、文化、政治发展的矛盾而采取的公共政策的总和。全方位做好应对人口老龄化高峰的各项准备，使整个国家平稳度过重度人口老龄化和高龄化平台期，是制定老龄政策时期望达到的目标之一。为此，应该从应对人口老龄化的国家战略，老龄事业发展中长期规划，养老、医疗等各种老龄制度安排以及其他操作性政策等方面构建中国老龄政策体系框架。

## 四、老龄化体育与健康管理现实

老年人正处于人生的最后一个阶段，其需求与其他年龄段的人有所不同。由于其特殊的年龄特征、社会地位的丧失，老年人对基本的生活需求较之前有明显增加。在现代社会环境下，老年人的基本需求得到了一定程度的满足，但还有一定数量的老年人尤其是农村老年人的基本生活得不到保障，因而老年人的养老、医疗问题便随之凸显出来。

### （一）龄化体育与健康管理的社会因素

#### 1. 养老问题

随着我国人口老龄化速度的加快与老年人口规模的日益扩大，人口老龄化问题已成为我国"三大人口问题"（人口总量控制、人口就业与再就业和人口老龄化）之一，其中老年人的养老问题更是所有老龄问题的热点和焦点。养老问题是解决老年人的吃、穿、住、用等最基本生存需要的问题，只有解决了这些最基本的物质生存需要，老年人才能发展并实现精神层面的需求。目前，我国在养老方面存在的问题主要包括社会化养老、社会养老保险和农村养老等三个方面。

#### 2. 医疗保障问题

老年人是特殊的社会群体，他们正处于容易患病的生存状态，在老龄化日趋严重的情况下，老年人的医疗保障问题也越来越突出，这主要表现在两个方面——医疗保险和社区护理需求。

3. 老龄政策

我国在经济还不够发达的情况下过早地进入了老龄化社会状态，这给我国带来了养老、医疗、代际关系紧张等一系列问题，严重阻碍了我国社会经济文化的发展和进步。究其原因，关键在于我国的老龄政策体系还不够完善，还存在多方面的缺失。我们对现有的老龄政策的内容、目标和过程的认识还存在不足，对其理论的研究也还不够充分，没有形成完善的老龄政策体系。这些不足使我国在制定老龄政策时考虑不全面，制定出的政策不能够很好地解决我们所面临的老龄化问题，对我国社会经济的发展产生了很多负面影响。

（二）健康产业市场需求

据统计，目前我国市场上每年为老年人提供的产品总值还不足 1000 亿元，甚至形成了"厂家不愿做，商家不愿卖，消费者无处买"这样一个怪圈。我国的老年健康产业目前尚处于起步阶段，其发展严重滞后于老年人口的增长速度和老年消费群体的巨大需求。

1. 老年服务业领域

现阶段，我国专为老年人提供服务的设施不足，服务的项目和内容不全，服务人员的素质参差不齐，老年服务机构的数量和质量都远远不能满足市场需要。目前，我国养老机构的总床位数尚不及老龄人口总数的 0.9%，供需严重不平衡。随着家庭规模的日益小型化，各家庭中可以承担照料任务的人员也减少，这加剧了社会对医疗护理服务和生活服务的需求。

2. 老年用品市场

我国老年人的整体购买力正在不断提高，消费观念开始转变，老年用品市场的需求日渐强烈，但是老年用品却供给短缺。即使在我国很多大中城市，也很难找到专门针对老年人的特殊生活用品，如老人床垫、手杖、轮椅等以及如老花镜、助听器、义齿、假发等辅助商品的专卖店。上海、广州等地的调查表明，在吃的方面，除了保健品，专供老年人食用的低糖、低盐，低脂食品等很难找到；在穿、用方面，市场上的老年人服饰要么没有，要么颜色晦暗、款式陈旧、号码不全。总的来看，目前市场上适合老年人特殊需求的产品寥寥无几，老年用品市场发展滞后。

### 3. 老年休闲文化领域

目前，我国老年人的娱乐场所主要包括家、马路和公园，而随着生活水平的日益提高，老年人闲暇时间变得充裕，可自由支配收入增加，老年人在娱乐健身、绘画书法等方面的精神追求和个人文化发展的需求也越来越高。据旅游部门统计，我国每年老年旅游人数已占全国旅游总人数的20%以上。文化需求方面，目前全国老年大学已达2万余所，但与不断增加的老龄人口数量相比，这些数字尚不足。

### 4. 老年理财业

作为一种新兴的老龄产业，老年理财业刚刚起步。除日常消费外，我国部分老年人也积累了一部分资金，客观上有理财的需要。同时，我国实行的基本养老保险制度的特点是"低水平，广覆盖"，这就要求个人为自己将来的养老负责。随着金融业日益渗透到经济生活的各个方面，老年理财需求也日益增加。老年理财产品与其他理财产品相比，更加注重稳健性、防御性以及操作上的方便性。目前，市场上理财产品众多，针对老年理财特点的理财产品仍待进一步开发。

## （三）社区能力

### 1. 社区能力的内涵

20世纪90年代以来，社区能力理论开始在西方社会学领域得到关注，目前，尽管"社区能力"一词得到广泛使用，但一直缺乏公认的明确定义，一些定义注重与某个特定项目或机构相联系的承诺、技能、资源和问题解决能力；一些定义则强调在关系建立、社区计划、决策和行动过程中社区成员的参与。拉韦拉克认为，社区能力是增进社区，带来改善生活的资产与属性的一种过程；Rubin指出，社区能力是社区内很多个人的集体知识以及可用于解决问题的经济、物质、社会和组织资源；还有一些学者将社区能力视为一组存在于社区个体成员和地方组织内部的特定资产；也有学者将社区能力一般化地理解为社区追逐既定目标的能力和相应的系列行动以及促进成功的个体和社区禀赋的总和。查斯金坚持社区能力的"互动说",认为社区能力是存在于某个特定社区之内,能够被用于解决集体问题以及改善或维系社区福祉的人力资本、组织资源及社会资本的互动,它可以通过非正式的社会过程和有组织的行动方式来运作。迄今为止,这个定义被认为是最具权威性的,它不仅指明了社区能力的功能,而且揭示了社区能力的构成要素,特别强调社区能力是各种要素相互作用的结果而不仅仅是要素本身。

2. 社区能力的构成

格利克曼认为,社区能力由资源能力、组织能力、方案规划能力、网络能力、政治能力等五个方面组成。资源能力指社区的盘点、发掘、吸引、经营与募捐社区需求与发展所需资源的能力;组织能力指社区在组织服务输送、需求反映与经营管理运作等方面的能力;方案规划能力指社区依据自身发展或居民问题需求而进行规划、撰写、执行社区服务方案计划书,满足社区居民需求、解决问题的能力。网络能力指社区与内外个体组织发展互信、互赖与合作精神,协力解决问题的能力。政治能力指促进社区居民参与、冲突管理、沟通协调、议题倡导、动员群众、影响与改变政策等方面的能力。在此基础上,Laverack进一步列出了社区能力的九个领域,即利益相关者参与、问题评估、与外部资源的联结、组织结构、资源动员、人际网络联结、实事求是、方案管理以及领导。

查斯金指出,社区能力的基本特征主要体现在四个维度:社区意识、社区成员间的承诺水平、解决问题的能力以及资源获取等四个方面。社区意识反映社区成员之间的联结程度及对环境相互依存的认知,包括共同持有的价值观、规范和愿景的程度;社区成员之间的承诺指特定的个人、团体或组织愿意为社区所发生的事件承担责任,承诺水平包括社区成员在社区共同福祉中将自己视为利益相关者的意识以及社区成员积极参与社区事务的意愿两个基本方面;解决问题的能力即将承诺转化为行动;资源获取指除取得既有社区资产外,也能联结并获取外部经济资源、人力资源、物质资源和政治资源等。社区能力通过个人、组织与网络三个层面得以实现。个人层面涉及人力资本和领导,包括社区居民的知识、技巧和资源以及在社区改进活动中的参与;组织层面关心社区内的组织能否高效履行职能以响应社区需求；网络层面关注个人、组织和其他团体之间的关系模式。

### 五、全方位的老年健康管理理念

进入 21 世纪，老龄化的趋势和力量正促使人们接纳一套全新的理念和实践方式。实际上，欧美国家如今已经意识到必须超越传统的老年健康促进理念，采用一种更富有整体性、关联性的方法来开展健康促进活动。基于上述老龄化体育与健康管理现实，应该运用什么样的理论来指导健康管理实践呢？现在，越来越多的管理者开始采用全方位的管理理念。

全方位的健康管理理念是以开发、设计和实施健康计划、过程及活动为基础，同时也深刻地认识到上述健康计划、健康过程和健康活动的广度和彼此之间的相互关联性。全方位的健康促进管理者认为，在健康实践中每个细节都特别重要，广泛、整体性的视角不可或缺。

#### （一）健康老龄化

为了积极应对老龄化，世界卫生组织制定了一系列战略措施。1990 年，世界卫生组织第一次将"健康老龄化"作为战略问题提了出来。世界卫生组织又提出了《积极老龄化政策框架》。针对人口结构老龄化问题，国内外学术界、政界提出了很多解决方法，如延长退休年龄、鼓励生育、引进国外年轻劳动力等。近三分之一的欧盟国家实现了部分养老保障私营化。在丹麦、爱尔兰、荷兰等国家，雇主提供的养老金被强制化，国家社会保障制度只提供最低退休生活保障。为应对人口老龄化，美国形成了包括联邦、州、市（镇）三级政府部门、印第安人部落以及区域性老龄管理机构、社区服务中心以及大量的非营利组织、志愿者、商业机构等组成的老龄人服务网络，共同形成了包括卫生、社会保障、营养学、法律、教育、心理、社会等服务的老年综合服务系统。

人们普遍认为，健康老龄化是指在老龄化社会中绝大多数老年人处于生理、心理和社会功能的健康状态，使社会发展不过度受人口老龄化的影响。由于健康老龄化是一个崭新的概念，至今国内外对它的内涵还未有一致的认识。

国外学者认为，健康老龄化主要有两方面含义：一是指健康的个体老化，即体现为老年期健康状态的延长、老年人生命质量的提高；二是指健康的群体老化，即体现为老年人群中健康者的比重越来越大，老年人健康预期寿命的延长。此外，还有人提出健康老龄化不仅指健康的个体老化和健康的群体老化，而且包括社会的健康和全民的健康。国内学者对健康老龄化的理解也是多种多样的，总的来说，主要包括以下几个内涵：①老年人个体的健康（指身心健康和良好的社会适应能力）；②老年群体的整体健康（指健康预期寿命的延长以及与社会整体相协调）；③老年人家庭健康（指有老年人的家庭代际和谐、老年人婚姻自由、家庭幸福）；④老年人经济健康（指老有所养，不为养老发愁）；⑤社会环境健康（指健康的生活方式和健康的社会经济机制）。还有学者为健康老龄化归纳出以下五个要点：①健康老龄化的目标，不仅是老年人群体中的大多数人健康长寿即健康预期寿命的提高，更重要的是生活质量的提高；②健康老龄化具有广义性质，其外延包括老年人的个体健康、老年人群体的整体健康和老龄化社会人文环境的健康三个部分；③健康老龄化是一个过程，即健康老龄化的准备贯穿于人生的全部过程，并且要随着社会的发展而不断发展和协调；④健康老龄化是一项社会系统工程，同各年龄人口和各行各业如卫生、体育、教育、科学、文化、计划生育和司法部门等都有关系；⑤健康老龄化要求人口结构合理，即整个社会各年龄人口必须按一定比例组合，以便防止人口过度老化。健康老龄化是建设健康老龄社会的重要前提。20世纪90年代末，世界卫生组织提出了"生命已经增加了岁月，现在我们必须给岁月以生命"的观点，长寿问题不仅是个体的问题，而是关系着整个国家的发展。

健康老龄化的意义是生理年龄的增加，并不必然导致躯体及功能老化，只要排除不利于健康的因素，衰老就可以延后，老年人的带病存活期就会缩短。HA研究界定了四类影响健康的主要因素：20%为遗传因素、20%为环境因素、10%为医疗照顾因素、50%为生活方式因素。相关研究还指出，只要积极干预和控制上述因素，健康老龄化就有望实现。可见，健康老龄化追求的不仅是平均余寿的增加，还包括晚年生活质量的提升。不仅如此，健康老龄化还关注社会体系的良性状态，主张造就一个健康的老年群体，克服老龄化的负面效果。

由此，HA 研究者将研究视角从老龄化的结果移向了老龄化的进程，开辟了一条解决人口老龄化的通道。

### （二）成功老龄化

"成功老龄化"作为一个术语早已有之，但其受到学界关注则是在 20 世纪后期。1987 年，美国学者卡恩《科学》杂志上发表《人类老龄化：常态与成功》一文。文中指出，以往的研究只考察了两种类型的老龄化——受损的老龄化和正常的老龄化，并且夸大了老年人的平均功能缺损情况，忽视了老年人口的异质性。他们主张在正常老龄化的定义中增加一个新的类型——成功老龄化，以对应那部分功能局限最少的老年人。他们还指出常态老龄化具有可塑性，实现老年群体的成功老龄化是摆脱老龄化困境的一种出路。

成功老龄化通常是指在老龄化过程中，外在因素只起中性作用甚至抵消内在老龄化进程的作用，从而使老年人的各方面功能不下降或下降很少。在一些研究中，成功老龄化状态的老人通常被描述为在日常生活、生理能力方面没有问题，在一般体力活动方面没有太大困难，在认知能力测验中取得高分，健康自评状况较好或很好的"生物—心理—社会"概念上的健康老年人。

老年人的身心功能会随着增龄不断减退，因而老龄化会给家庭和社会带来沉重负担。而卡恩的研究揭示，生理功能的衰退具有极大的个体差异性，有些人表现出明显的病理性改变，有些人却较少有生理性丧失，还有些人能够长期保持健康、积极的状态。如果忽视这些差异，就不能正确认识老龄化。由此，成功老龄化为老龄化研究指出了一条新的进路，那就是探索老年人保持健康状态的方式和方法，促使老龄化的整体水平趋近"成功"，进而减少老龄化对经济社会发展的不利影响。

### （三）产出性老龄化

"产出性老龄化"一词最早由美国学者 Butler 于 1983 年提出，但直到 20 世纪 90 年代中期，它才逐渐引起研究者的注意。1994 年，杂志《国际老龄化》曾刊发多篇文章，专门讨论产出性老龄化问题。1995 年，在美国白宫老年会议上，与会者从提升生命质量的角度呼吁关注产出性老龄化的重要性。进入新世纪，随着劳动力供给不足、养老保障支付危机的出现，西方对于产出性老龄化的研究兴趣开始增加。

产出性老龄化也称"生产性老龄化"，其一般指老年人参与有报酬的或无报酬的商品生产或服务供给的活动。当然，也有一些学者对"产出性"持更宽泛的理解。老年人的自我照料、自我成长等行为有助于降低脆弱性，也是对家庭和社会的间接贡献，因而也具有"产出性实际上包括了两个方面的活动：一是"外向性"活动，包括继续就业、做义工、照料他人等；二是"内向性"活动，如继续学习、发展能力、自我实现等。相对而言，前者更具利他色彩，价值实现的方式也更为直接。

产出性老龄化的意义与"问题视角"不同，产出性老龄化是从"优势视角"看待老年人、老年期和老龄化的，它反对依据生理年龄将老年人定义为"依赖者"或"非生产者"，认为步入晚年期的老人仍然可以是自主的、有能力的、成长的。他们可以通过积极的身心调适和社会参与，获得有希望的、有活力的、有产出的晚年生活。老年人不只是社会财富的耗费者，也是社会发展的贡献者。老龄化的结果不只是"消费性"的，也有可能是"生产性"的。由此，产出性老龄化就为老龄社会的继续发展提供了一个潜在的积极视角，即发掘老年人力资源，促进老年人参与社会，进而提高老年人自身素质，并为家庭、社区和社会做出贡献。

（四）积极老龄化

1990年，在世界卫生组织（的影响下，在广泛探讨的基础上，"积极老龄化"作为一个新的概念出现，它扩展并强调的内容包括健康、积极参与、家庭、社区、国家生活等所有涵盖的领域。在2002年联合国第二届世界老龄大会上，WHO发表了文件ActiveAgeing：APolicyFramework2002，定义积极老龄化为"在老年时为了提高生活质量，在健康、参与和保障方面尽可能获得最佳机会的过程，适用于个体和人群"。"积极"一词不仅仅指有身体活动能力或能参加体力劳动，还包括不断参与社会、经济、文化、精神和公民事务。积极老龄化的目的在于使所有年龄组的人们，包括那些体弱者、残疾和需要照料者延长健康预期寿命和提高生活质量。

关注老年人的健康、实现健康老龄化和积极老龄化正日益成为众多专家学者的研究目标。老龄化已被加拿大、美国和世界卫生组织宣布为最紧迫的公共卫生问题之一。国际学术界与很多国家政府已经认识到,人口的老龄化与寿命延长是社会经济发展过程中的必然趋势,而重要的是如何实现健康长寿。美国研究表明,如果美国的老年人改善健康状况,患主要老年慢性病的时间推迟 5年,则每年将节约 500 亿~690 亿美元的政府开支。我们面临的是发展和人口老龄化的双重挑战,更要加强这方面的研究。延长老年人的健康寿命,不仅可以提高老年人的生活和生命质量,而且也可以节约国家的财政支出、减少社会的负担。通过对国内外老龄化现状和应对措施的比较研究,我们在此进一步提出我国老龄化应对策略的建议,以促进我国老年人的健康水平,并为相关部门制定老龄化政策做出一定的贡献。

## 六、老年体育与健康管理的任务

### (一) 实现循证、科学发展老年健康管理

世界卫生组织在《迎接 21 世纪《挑战》中指出:21 世纪的医学不应该继续以疾病为主要研究领域,而应该以人类和人群的健康为主要研究方向。正确认识健康的内涵、保持人体健康状态、干预亚健康状态、降低发病率将成为全世界今后研究的重点课题。2003 年 10 月,美国国立卫生研究院(NIH)公布了全球健康的十四大挑战,其中就包括 "发展可以量化评估人口健康状态的技术",发展能够评估个体多种状态和病原体的临床检测技术在 NIH 看来,现代体检体系和健康管理体系中的相关检测技术都无法量化评估人口健康状态和个体多种状态,其关键症结就在于现代技术无法做到动态地检测、低成本和高效快捷,因而无法积累评价个体身体状态和健康状态所需的大样本动态数据,无法通过检测把握个体健康变化的动态趋势,当然也更无法积累实现高发疾病预警所需的大样本群体数据。由于我国老年社会的迅速到来,老年健康管理的需求也在不断增长,但是我国的老年人健康管理在基本的服务理念以及服务内容上都不能很好地满足老年人的需要,这主要表现在疾病诊治、心理干预、医护服务环境等方面,严重影响了老年人对健康管理的认知和接受。

"健康管理" 是指对个体或群体的健康状况进行全面监测、分析、评估,

为管理对象提供健康咨询和指导以及对健康危险因素进行干预的全过程。健康管理的目标是帮助管理对象了解自己的健康状况，并对影响健康的危险因素进行控制和管理，从而达到降低疾病发生的概率，更加有效地控制病情或减少疾病带来的并发症，最终改善健康状况，提高生活质量，减少医疗费用。国内外研究发现，健康管理可以有效地控制医疗费用的过度增长，并且帮助人们建立起正确的健康理念和良好的生活习惯，摆脱亚健康状态，提升健康水平。在医院或社区，健康管理能对健康和亚健康人群提供健康咨询、健康评估、健康教育和指导，并对他们的健康状况进行循环评价，减少引发疾病的危险因素；对慢性病病人进行膳食、运动、心理、情感等各方面的指导，定期开设慢性病健康教育讲座和发放健康小手册，为他们提供正确、规范、科学的康复指导，及时纠正和解答他们在康复期的不正确行为和困惑。

老年人健康危险评价工具是健康管理的重要组成部分。由于不同地区、不同人群之间健康危险因素及危险程度不同，健康危险评价计算机软件是根据所研究地区的人口统计学资料、死亡率资料及流行病学研究资料来开发的。而我国危险因素的流行病学调查及研究资料不是很完善，在进行某些疾病的危险因素量化时仍然需利用国外的危险因素暴发率，甚至沿用一些国外的量化标准，这些量化标准不完全适合我国的实际情况，完全套用会影响疾病预测的准确性。因此，必须制定出适合我国老年人的健康危险因素评价工具。

## （二）促进低龄老年人力资源开发

迅速来临的老龄化社会状态以及我国劳动就业人口结构变化的现实，增加了老年人力资源开发的必要性与紧迫性。如果健康老年人力资源获得一定程度的有效利用，那么整个劳动就业年龄结构也会发生变化，我们也将迎来人力资源模型从年轻型向中年型的转变。随着老龄化的深入发展，政府的老年人口就业政策应随之发生调整，可将老年人口逐步转化为社会经济发展的积极动力，在一定程度上弥补我国人力资本缺口、缓解人才危机。现代医学研究成果表明，人的生理老化与思维老化并不是同步的，随着人年龄的增长，与知觉速度和形象思维有关的智力会逐渐下降，与知识积累和抽象概括有关的智力会随年龄的增长而继续加强。

### （三）影响养老保险与医疗保障政策

老年人健康评估工具将直接或间接为有关决策者提供制定政策的依据。政府往往通过宏观政策的制定，配置健康资源、引导老年人行为并承担支出份额，以此影响老人使用服务的数量和接受服务的方式，达到改善老年人健康状况的目标。影响老年人健康政策的研究集中在老年人社会保险（养老保险、医疗保险和长期护理保险）方面，其中养老保险与医疗保障是老龄化问题研究的传统题目，而新近也有不少文献拓展出了更多有意义的研究方向。例如，梅内德斯讨论了如何利用养老保险去降低老龄人使用服务和保持健康的成本；埃切瓦里亚讨论了老龄健康程度与养老保险费率的关系；奎斯讨论了退休年龄、预期寿命与养老保险的关系；里特纳调查了低收入老年人（平均年龄78.9岁），分析了社会文化和生活质量等变量对老年人使用医疗保健和交通服务的影响，调查显示多数贫困老人与家庭或者邻居存在沟通困难的问题，也不善于使用公共交通去接受医疗服务，而公共交通本身对于老人来说就是一个障碍，它影响着老人使用医疗服务和支出的水平。

医疗保障政策的有效性一直是老年人优先关注的重要问题。分析墨西哥医疗保险和预防保健服务利用率之间的关系，从中发现多种慢性病并发率高，医疗保险覆盖不足可能是一个重要的潜在障碍；Chen 等采取双重差分方法估计了台湾"全民医保"计划的因果效应，结果显示这些影响在低收入或中等收入群体中更加突出；另外一些研究则从提供经济诱因的角度显示了医疗保障的效应，老人有病时将更多地去看医生，而不是咨询药剂师买药。黄枫和甘犁评估了医疗保险对我国城镇老年人的总医疗支出以及老年人死亡风险的影响。他们认为，享受医疗保险的老人按生存概率加权的平均总医疗支出比无医疗保险的老人高，预期寿命也要长，医疗支出对健康的边际效应较高。

医疗保险政策对老年群体健康状况还有间接效应，比如老年劳动者的退休决定。罗戈夫斯基研究 1992-1996 年的健康和退休调查数据时发现，退休后医疗保险是否可得对老年人的退休决策有很大的影响，在老年男性劳动者中，退休后有医疗福利的人，其退休倾向比他们没有保险的同行高出了 68%。吉列斯基利用健康与退休调查的数据，估计了年长男性就业及医疗决策的偏好、预期参数结构模型，以期明确健康保险的作用。模拟结果显示，健康保险的改变，包括退休者健康保险与医疗的可得性与限制，对年长男性的就业行为有微小的影响，而对健康状况很糟糕的男性则有极大的影响。

（四）健康促进与健康干预的前提

健康评估是健康促进和健康干预的前提。众多学者都提出，随着人口老龄化程度的加深，现代医学的局限性越来越被人们所认识、接受。有计划、有针对性的、系统的健康促进与干预措施是提高老年人健康长寿的出路。干预措施主要以健康促进为主，个别学者提到了药物、心理干预，干预对象基本以慢性病病人和社区老人为主。健康促进是促使人们控制和改善健康的全过程，以帮助他们达到身体、精神和社会的完美状态，确保个人或群体确定和实现自己的愿望，满足自己的需求，改变或处理周围环境。通过准确的健康评估，可以制定正确的健康促进计划与健康干预措施。WHO 提出的人类健康四大基石"合理膳食、适量运动、戒烟限酒、心理平衡"是一级预防的基本原则，它主要包括健康促进和健康保护两方面的内容。其中健康促进是通过创造促进健康的环境使人们避免或减少对致病因子的接触，改变机体的易感性，保护人们免于发病，它主要通过健康教育、自我保健和环境保护与监测等途径实施；健康保护是对有明确病因（危险因素）或具备特异预防手段的疾病所采取的措施。

WHO 研究报告指出，人类有 1/3 的疾病通过预防保健可以避免发生，1/3 的疾病通过早期发现可以得到有效控制，1/3 通过医患有效沟通能够提高治疗和愈后效果。美国的健康管理经验证明，健康管理服务参加者按照医嘱定期服药的概率提高了 50%，医生开出或实施更为有效的药物与治疗方法的概率提高了 60%，健康管理服务参加者的综合风险（危险性）降低了 50%。以上这些举措，能够提高患者的生活质量，延长患者的生存期，减少昂贵的医疗费用，减轻患者和社会的经济负担。国外学者的一些早期研究发现，综合老年评估能有效改善老年人群的机体功能状况，保证生命质量，降低老年人群的死亡率，可作为社区干预提高老年人群健康的健康促进措施；个性化健康干预模式被许多研究证实是成功的，在行为改变方面效果尤其明显。

21 世纪的中国将是一个不可逆转的老龄社会，应对日趋严重的人口老龄化，是我国社会经济发展必将面临的重大问题。中国人口老龄化呈现出人口规模巨大、发展迅速、地区发展不平衡、城乡倒置显著、女性老年人口数量多于男性和老龄化超前于现代化等六大特点。日趋严重的人口老龄化将给中国的经济、社会、政治、文化等发展带来深刻影响，庞大的老年群体在养老、医疗、社会服务等方面的需求也越来越大。同时，一系列如全球气候变化造成的极端天气事件（高温、热浪和雾霾频繁出现）、缺乏合理的膳食营养指导、精神心理问题（焦虑和抑郁持续出现）、体质下降、慢性疾病高发及慢性病低龄化、缺乏科学的体育锻炼指导、疾病康复方式单一等问题的出现，使老龄人口的健康脆弱性增加，抵抗疾病风险的能力降低。

规范研制老年人健康评估标准，可以全面系统地认识健康风险的性质、危害程度、发生的可能性和抵御危险的能力，为老年健康提供技术支持。深入了解和掌握老年健康风险产生的原因、危害机制，确定因果关系，可以为老年人健康防控提供科学依据，为老年人开展预警、预测、预报和公众传媒健康教育奠定重要基础，具有客观性、定性定量和预测性的重要价值。

为了向健康老龄化国家战略的制定提供可靠依据，尽量降低与延缓老年人的发病与失能，目前，健康老龄化建设已引起了政府高度重视，但针对规范健康老龄化评估的专题研究还很少，不能为制定健康老龄化政策提供依据，无法应对日趋严峻的人口老龄化问题。针对我国国情和人口老龄化特点，中国健康老龄化研究在借鉴国际研究成果的同时，充分发挥自主创新和集成创新的优势，创建了具有中国特色的健康老龄化建设思路。本项目的实施将极大地改变我国健康老龄化建设的落后局面，减缓日趋严重的人口老龄化给中国经济、社会、政治、文化等方面的发展带来不良影响，减少庞大的老年群体在养老、医疗、社会服务等方面的需求压力，为国家节省巨额医疗服务资金。

## 第二节　国内外老年人运动干预与生命质量

生命质量亦称生活质量或生存质量。加尔布雷思 20 世纪中叶第一次提出

"生命质量'这一概念后,生命质量逐渐发展成为一个专门的研究领域。但迄今为止生命质量尚未有一个统一的定义,国内外学者从自身的研究角度出发,对生命质量的概念有着不同的界定。生命质量是指人的生活舒适、便利的程度,精神上所得的享受和乐趣。

## 一、国内外对于老年人的界定

衰老是一种每个人都会有的体验,但是却无人能完全理解。人体衰老与身体的、心理的、社会的等众多影响我们日常运作的变化有关,使得我们更易遭受疾病和各种病症,也就更容易死亡。虽然人体的结构衰变和相关的功能下降似乎是年龄增加不可避免的后果,但是这种下降率和下降程度有相当大的个体差异。现在公认的是,个体完全有可能脱离预期的衰老模式,并且至少在一段时期内,推迟年龄增加产生的结果。

目前,最广为接受的年龄的测量就是通过日历时间来看。然而,很明显我们并不是按照同样的速率在衰老,仅仅依赖日历时间的衰老的定义也是不完善的。如果我们想要去理解人类衰老的错综复杂之处,就需要"年龄"和"衰老"的更复杂而精确的定义。为了理解衰老的过程,一个涵盖了生理、心理、社会角度的衰老尤为重要。

## (一)日历年龄

日历年龄指的是一个人生活的时间长度,也常被称为自然年龄。它通常由自出生以来的年月数表示,其测量方式也与生理、心理和社会文化因素无关。国际上对于老年期的划分常以自然年龄为标准,但目前尚无统一的年龄界限,有人主张60岁以上为老年人,有的则认为65岁以上为老年人,联合国在进行人口统计时,通常以60岁为老年期的起点。因为统计分析表明大多数60岁以上的人群表现出比较明显的衰老特征。按照我国的劳动制度,男子满60周岁,女子满55周岁就可以退休,从此退出劳动生产,加入社会老年群体。还有人将老年阶段进行了更为细致的划分,60-74为年轻的老人或老年前期,75-89岁为老年,90岁以上为长寿老人。

然而,因为日历年龄无法区分年龄相同而在生理或心理参数上明显不同的人的差别，所以实际年龄并不能告诉我们一个人成长或衰老的情况。大多数老年医学专家都认为未来提高我们对衰老过程中的个体差异的理解，有必要用其他衰老测量方式对实际年龄进行补充，这些补充就是被用来区别相同实际年龄的个体之间的不同。这些衰老的替代测量有时被称为功能年龄指数。这其中最常见的是生物学年龄，当然老年学家还定义了其他的功能年龄，包括心理年龄和社会年龄。

（二）生物年龄

不同于关注日历时间，生物因素被它当作衰老的主要衡量元素，生物年龄聚焦于生物学或生理学过程中年龄相关的变化。种类繁多的方法被用于生物学年龄的测量这些方法的一个共同目标就是测定个体的相对年龄，或者说个体快于或慢于相同实际年龄的平均衰老水平的程度。例如，一个健康地老化的人的生物学年龄要明显小于他的实际年龄，而在老年时患有多个医学并发症的人的生物学年龄就要比他的实际年龄更大。

文献记载了数十种生物学年龄的计算方法。生物学年龄的评估通常涉及到大量的生物学变量的测量，这些变量被认为会随着年龄的增加而恶化。每个参加测试的人都会通过一套组合测试得到一个总分，这个总分会被拿来和相同实际年龄的其他人的分数进行比较。不幸的是，如何测量生物学年龄一直没有形成共识。

2016年世界卫生组织经过对全球人体素质和平均寿命的测定，对年龄划分标准作出了新的规定，该规定将人分为5个年龄段。0-17岁划分为未成年人，18-65岁划分为青年人，66-79岁划分为中年人，将80-99岁划分为老年人，100岁以上则为长寿老年人。

（三）心理年龄

心理年龄是指一个人伴随着一系列精神维度和认知运作的能力，包括自尊和自我效能感，以及学习、记忆和感知。相同日历年龄的人常有不同的生物学年龄，与此一样，现在大家也认识到人们也有不同的心理年龄。有些老年人的心理表现和日历年龄相符，而另一些人则表现得好像比他们同龄人在心理上更年轻（或更老）。和生物学年龄一样，如何衡量心理年龄也尚未达成共识；尽管如此，实验老年学认为，心理健康和心理调节能力是能否达到健康衰老的重要组成部分，心理完整性的评估与身体健康状况的评估同样重要。

### （四）社会年龄

社会年龄是一个概念，指的是社会常常发展出对某一年龄的人的恰当的行为的严格的期望。由于这些社会准则，当我们遇到有些人的行为被认为与他们的年龄不相符合时，我们会觉得很不舒服。在这些情况下，我们有时希望人们能表现得恰如其龄。尽管社会化和"年龄相符的行为"模式的发展是一个复杂的话题，但很明显的社会角色和社会期望在老年人生活方式选择过程中发挥着重要作用。例如，最近一些研究表明，后半生体育活动的选择取决于个人对什么是适合或什么是不适合与年龄相符行为的感知。

2008年，美国卫生及公共服务部发布了《美国人体育锻炼指南》（以下简称《指南》），强烈鼓励了所有年龄段的美国人采取积极锻炼的生活方式。《指南》积极鼓励临床医生、保健专业人员，以及老年人自己摆脱关于衰老的成见。《指南》敦促人们参与更积极、更健康的变老模式，在这一模式中，老年人应在他们自己的衰老中发挥更加积极的作用，而不是遵循以往预期的行为模式或听天由命。

目前尚没有找到一种更好地量化衰老的测量方式。显然实际年龄是衡量衰老的一种不完善的方法，为此其它年龄的定义就成为评价衰老的有益且必要的补充，但目前却没有统一的生物、心理或社会综合的评价衰老的定义。为此，如果要把握衰老的真谛，从生物的、心理的和社会的观点审视衰老变得更为必要。

## 二、衰老与老龄化

### （一）衰老及引起衰老的理论

人体衰老具有高度的复杂性，从大量用来解释衰老的基础生物机制的理论可见一斑。然而，目前关于生物学衰老的单一而统一的理论进展还很小。事实上，衰老并不是由一个可以很容易识别和理解的单一机制导致的，衰老的发生源于多种多样的理论机制。最有用的分类方案之一是由海弗利克提出，他认为老化理论主要分为三个类别，即细胞理论、遗传理论和控制理论；同时提醒这些理论不是互相排斥，很可能是同时运作的。

1. 衰老的细胞理论

衰老的细胞理论侧重分析微观水平发生的退行性改变。最常见的细胞老化机制之一是自由基学说，由 DenhamHarman 在 1956 年提出，认为衰老过程中的退行性变化是由于细胞正常代谢过程中产生的自由基的有害作用造成的。自由基又称游离基，是氧分子外层带有非偶电子的基团或原子，所以我们通常把异常活泼的带电分子或基团称为自由基。自由基含有未配对电子，表现出高度的反应活泼性。因为自由基极不稳定，自由基试图与其它分子链接，以重新获得它需要达到稳定的电子。然而这一过程会导致另一个自由基的产生，由此引发成千上万的破坏性氧化连锁反应。在健康人体中，有一系列多功能的氧化酶能抵消这种破坏性影响，与自由基共处平衡状态。

在生命活动中，细胞不断进行各种氧化反应，在这些反应中很容易产生自由基。在衰老和生病时，自由基和多功能氧化酶之间的平衡状态常常被打破。这种平衡的打破可能是一系列内部生物学变化的结果，也可能是环境因素所导致，例如接触到辐射或化学致癌物。有一些证据显示，衰老导致多功能氧化酶活性降低，从而打破生物平衡进而导致自由基攻击的可能性增加。自由基的损害包括胶原蛋白和弹性蛋白结构的改变、DNA 结构的破坏和免疫系统的逐步衰弱。

已经证明细胞层次的衰老是由年龄相关的细胞结构的崩溃导致的，这种崩溃又是由相邻分子的交叉连接形成引起的。这种相邻分子的交叉连接改变了它们的构型而且通常会产生重大功能影响。这种交叉连接通过促进 DNA 损伤、细胞突变和最终的细胞死亡打破了细胞结构。比约克斯滕认为交联的形成是大多数细胞水平上年龄相关改变的前奏，他还指出，由于自由基是有效的交联剂，自由基氧化可以被认为是交联理论的特殊实例。

2. 衰老的基因理论

相当多的关于双胞胎研究的证据支持了一个概念，与年龄相关的变化很大一部分可以归因于遗传机制。俄罗斯科学家梅德韦杰夫提出衰老是随机发生的突变中 DNA 序列渐进性破坏的结果。这种 DNA 序列的损失破坏了细胞的繁殖能力，并且发生在整个生命周期当中。

海弗利克也指出，衰老的基因控制不是简单地受随机发生的突变控制，正好相反，细胞死亡仿佛是由一个被写入遗传密码的程序化、有目的的顺序作业导致。细胞学家海弗列克证明培育的人类或动物细胞表现出有限的繁殖能力。"海弗列克极限"理论在众多物种的大量组织细胞中得到重现。"海弗列克极限"提出了强有力的证据表明，细胞衰老是程序化的行为。然而这项研究也未能确定一个细胞损坏和死亡的单一机制。

近年来，大量研究的注意力集中于端粒在生物衰老调控中发挥的作用。端粒是染色体末端的一段高度重复的 DNA 序列，被认为可以保护染色体免于恶化。

3. 衰老的控制理论

衰老控制理论试图解释衰老的具体生理系统的功能，这种功能对于控制我们身体对压力反应的能力至关重要。这种生理系统的一个例子就是免疫系统。有确凿的证据表明，随着年龄的增长，免疫系统对刺激响应的数量和质量都会逐步下降。老年人不仅表现出 T 细胞活性的显著下降，而且也更容易遭受自身免疫系统疾病。

免疫系统的主要基因控制发生在一系列复杂的被称为组织相容性复合（MHC）的基因中。MHC 被认为控制抗原（或化学标记）的表达，使得我们的身体细胞能够发现细菌，并使身体发现并拒绝外来组织和入侵的病菌。MHC 的完整性已被证明会随着年龄增长而恶化。有趣的是，MHC 不仅控制着免疫功能，也负责多功能氧化酶的基因表达，而这正是前面提到的，它具有保护细胞免于自由基氧化破坏的功能。因此，MHC 在免疫系统中的功能也正是可以提供关于老化的三大理论（细胞理论、基因理论、控制理论）之间联系的例子。

免疫系统并不是与衰老过程的控制有关联的唯一调节系统。近年来，研究也注意到了内分泌系统和神经系统在控制人类衰老方面的重要性。由此可见，未来的研究将会在分子、细胞和系统水平上确认不同控制系统在调节衰老方面的重要性。

综上所述，以我们目前对于衰老的生物学机制的理解表明，衰老是一个复杂的过程，在这一过程中，分子、细胞、系统水平的多重机制导致了人体对内外在刺激做出适当反应的能力逐步且不可避免地下降。因为生物学衰老显然受到众多机制控制，所以在未来可预见的是实验科学很难向我们提供抵抗衰老进程的奇迹。

（二）老龄化

1. 老龄化的界定

国际上对于老年型国家的划分标准是：60 岁及以上老年人口占总人口比重在 10%以上或 65 岁及以上老年人口占总人口比重在 7%以上的国家或地区被称为老年型国家或地区；60 岁及以上人口占总人口比重在 20%以上，或 65 岁及以上人口占总人口比重在 14%以上为高龄化社会。

2. 我国人口老龄化情况

我国人口年龄结构向老龄化加速发展。1999 年底，我国老年人口已达到了总人口数的 10.1%，正式进入老年型人口国家。据上海《解放日报》载，中国 60 岁及以上的老年人口约占世界老年人口的 21%，占亚洲老年人口总数的 50%。

3. 人口老龄化趋势

人口老龄化是人类社会进步的标志，是世界人口发展的必然趋势，生活水平的普遍提高和医疗条件的改善，人类平均寿命也在不断延长，使得社会老龄人口逐年增加。老年人口增加和人口老龄化是全球性普遍问题。以老年人口数量增加和老年人口在总人口数中的比重升高为特征的人口老龄化，是经济和社会发展的必然产物，也是一个不可避免的历史发展过程。

据联合国预测，到本世纪初（2025 年），全世界老年人口中有 25%将是中国公民，而且他们将占中国总人口的 20%，到那时，中国将进入高度老龄化社会，预计到 2050 年老年人口将达到 4.1 亿。

（三）健康老龄化与体育锻炼

虽然结构衰变和功能下降是衰老不可避免的结果，但这种下降的速率和程度还是有相当大的个体差异。现在很明确的是，个体是有可能偏离衰老的预期模式，至少在一定时间内，延迟或最小化衰老的后果。最近一份关于体育锻炼和衰老的文献评论总结到，规律的体育锻炼似乎是少有的可以确定的为数不多的生活方式之一，这种生活方式可能对生理系统和慢性病风险因素产生广泛的影响，而且体育锻炼也更好地将精神健康和社会融合紧密联系在一起。

过去 20 到 30 年，积累了大量的关于老年人参加体育锻炼有益性的证据。世界卫生组织提出了一个框架，将老年人体育锻炼的好处分为两大类：（1）参加体育锻炼对个体性益处；（2）倡导老年人参与体育锻炼生活方式的社会性益处。根据世界卫生组织的框架，个体性益处可以概括为三个范围：即身体效益（表 1-1），心理效益（表 1-2）和社会效益（表 1-3）以及对社会的益处。世界卫生组织体育锻炼指南建议，所有老年人都应参与规律的体育锻炼，并且只要有可能，社会有责任倡导全民参与体育锻炼。《指南》还总结，体育锻炼可以提供很多健康相关的益处；它既经济又安全，可随时进行；体育锻炼在预防、治疗和管理非传染性疾病和与年龄增加相关的环境条件方面扮演着重要角色。本书正是要通过人们对参与体育锻炼的认同和行动，达到健康衰老的目的。

提高老年人正面积极的形象：一个促进老年人积极锻炼的生活方式的社会，更有可能收获社会中年长者所拥有的丰富经验和智慧的益处。

三、生命质量的概念

安格斯坎贝尔从人的主观感受出发认为，生命质量是生活幸福的总体感觉。而 W. W. R. 斯托认为，生命质量是生活条件的综合反映，包括自然和社会两方面的内容，自然方面即居民生活环境的美化和净化；社会方面是指社会教育、卫生保健、交通、生活服务、社会风尚及至社会治安等条件的改善。也有学者把主观感受与客观的条件结合起来定义生命质量的概念，如林南（1985）将生命质量定义为"人们对生活环境的满意程度和对生活的全面评价"①。而我国著名学者万崇华（1999）从哲学、社会学、心理学和医学等多学科的角度综合考察生命质量，将生命质量概括为三个层次②，第一层次为生存质量，其内涵可界定为病人对其疾病和相关的医学治疗所产生的在躯体、心理、社会地位和作用上的影响的主观认知和体验。这个层次强调的是维持生存、保持躯体的完好、消除病痛以及为维持生存所需的基本功能，主要面向病人。第二层次为生活质量，其内涵可界定为人类对其生活的自然、社会条件以及其自身状况的主观评价和体验，亦即对其整个生活条件和状况（物质和精神文化）的主观满意度评价。这个层次不仅要求维持生存，还强调生活丰富、心情舒畅与社会和谐，即生活得好，其看重的是生活的内容。研究主要面向没有疾病威胁生命的一般人群，是社会学和预防保健医学研究的主要内容之一。第三层次为生命质量（狭义），其内涵可采用 WHO 的定义，即不同文化和价值体系中的个体对与他们的目标、期望、标准以及所关心的事情有关的生存状况的体验。这个层次不但强调前两个层次，而且还强调对自身价值和自我实现的认知以及对社会的责任和义务。

此外，利未结合主观感受与客观条件来解释生命质量，比较完整地体现其内涵。认为，生命质量是由于个人或群体所感受到的躯体、心理和社会各方面良好状态的一种综合测量指标，是用幸福感、满意感或满足感表现出来的③。生命质量，又称为生活质量、生存质量、生命质素等。而何谓生命质量，因不同的研究目的和研究对象，不同学科领域的国内外专家学者对此有着不同的诠释。迄今为止，尚没有一个较为统一的说法。WHO 生活质量研究组认为不同文化和价值体系中的个体对与他们的目标、期望、标准以及所关心的事情有关的生存状况的体验。与此相应的翻译也比段混乱，如生活质量、生存质量、生活质素、生命质量等④。生存质量、生活质量和生命质量是层层递进的关系，生存质量是处于最底层，重点强调物质生活的水平，以恩格尔系数为主要参

---

① 孟共林等. 运用自我效能理论对老年糖尿病患者锻炼行为改变的干预口 1 中国老年学杂志，2011（31）：2419.

② 周长城等. 社会发展与生活质量 [M]. 北京，社会科学文献出版社，2001.

③ 汤明新，郭强等. 健康相关生命质量评价研究与应用现状口工中国社会医学杂志，2006，23（1），39—43.

④ 郝元涛，方积乾. 世界卫生组织生存质量测定量表中文版介绍及其使用说明 m. 现代康复，2000，4（8）：1127—1129，1145.

照，生存质量强调人的客观生活标准，类似于生活水平，是满足人们最低限度的基本生存需要；生活质量在内涵和外延上应介于生存质量和生命质量之间，是基于一般的既包括物质生活水平，也包括对生活满意程度和主观幸福感等精神层面；而生命质量则是指更高层次的，有客观的经济条件，也包含主观的幸福观，除了躯体上的完好还有精神上的愉悦，以及整个生命周期的完整等。本研究认为对生命质量评价的重点应当是人的心理状况和社会适应性，结合客观生存和发展状态，从多维的角度反映个体或群体的健康状况，并能从正性和负性两个方面表现健康的积极和消极因素。因此，生命质量的定义应当是指人类生存和发展的客观状态，以及个人或群体主观所感受到躯体、心理、社会等各方面良好的适应与满意程度。

四、生命质量的测量

世界卫生组织强调健康照护是全人的照顾而非仅疾病本身。老人族群的"健康"是我们所不能忽视的，然而健康是一个多重面向与意涵的概念，对于健康的测量不应只是存活时间的长短，而应考虑存活时的生命质量。相关文献指出，生命质量的测量工具及涵盖层面很广，可分为主观或客观测量方式；在生活层面又可分单一层面或多层面。

综合各学者的看法与定义，生命质量或生活质量是一个多面向的概念，主要以个人主观感受为主，是一种强调个人在所处环境中，对于其生活意义与其重要事件满意程度的一种感受，且是由幸福感与满足感所表现出来的一种主观感受。生命质量测量和评价重视人的社会性和心理状况，从多面向的角度反映个体或群体的健康状况，并能从正性和负性两个方面表现健康的积极和消极因素，生命质量水平的高低首要的是健康水平的高低，健康的好坏直接关系到整个生命质量，因此，生命质量测量与评价是衡量健康的重要发展方向。

五、运动干预与老年人生命质量

国外社会学、医学和健身学等领域关注各种人群的生命质量问题，如儿童少年、老年慢性病人、残障人士、成年女性等，而随着人口老龄化的加剧和青少年体质下降成为当今人类社会发展的突出问题，所以在健身运动与普通人群生命质量关系的研究中，有关老年人群和青少年生命质量的研究一直是国外学者长期关注的焦点。C. 豪蒂尔认为，60 岁以上的老年人参与健身锻炼对改善身体心理健康、适应社会关系和环境、提高生命质量方面有显著作用。里查德·萨瓦茨基在对加拿大 65 岁以上老年人的业余健身活动和生命质量关系的研究中发现，每周消耗 1000 卡能量的活动能有效缓解老年人身体疼痛、情绪抑郁等生活和心理问题。JoAnnShoup 公司在对 177 名 8—12 岁少年的研究中发现，肥胖少年的身心健康状况和总体生命质量显著低于正常少年；参加健身锻炼与身心健康、生命质量关系有显著的相关性。

国外专家学者非常注重研究运动干预对各种慢性病患者群体生命质量的影响作用。如 RGobbi，M. Oliveira-Ferreira 等人对帕金森症老年患者进行每周 3 次，每次 40 分钟以上，为期 8 周的越野行走训练，目的是观察其对帕金森症患者生命质量的影响。结果表明，越野行走对帕金森症患者的日常活动、认知能力、身体机能和生命质量等都有显著性的改善。马科瓦伦特在运动干预研究中发现，适宜的运动时间段、频率、运动强度，有助于乳改善腺癌患者生命质量，而较小或过量运动强度与乳腺癌幸存者生命质量成没有显著的统计学。20 世纪末，体育学界这方面的研究工作才逐渐开始。随着在社会学、医学等领域生活质量理论发展逐渐趋于成熟，有关生命质量的应用研究得以在经济学、社会学、医学等领域广泛开展，运动干预与老年人生命质量关系的研究也有了进一步的发展。

在这些文献中，大部分发表在健身类和医学类的核心刊物上，运用我国民族传统健身方法对老年人特别是慢性病患者实验干预研究占很大比重。有较多采用太极拳进行为期 3—6 个月运动干预的八段锦、五禽戏、易筋经等健身气功对糖尿病患者或者其他慢性病人实验干预。

在我国璀璨夺目的养生历史文化长河中，身体活动在其中扮演着不可或缺的角色。健身作为丰富的物质载体被传统的养生方式所采用，从几千年前的马王堆汉墓导引术、五禽戏到八段锦、六字诀、易筋经、太极拳等健身气功。近年来，国内学者也从传统养生的角度积极开展了此类干预研究，例如沈晓东等提出：健身气功作为一种老百姓喜闻乐见的主动性锻炼，可能有助于全面提高中老年人的生活质量，包括改善生理机能、缓解疼痛、减少心理应激、提升生活活力等。曾云贵，周小青，王安利等通过对中老年八段锦练习者 75 天练习前后身体形态和生理机能各项指标变化的研究，结果表明，练习八段锦能明显提高中老年人上肢和下肢力量素质、明显改善呼吸系统机能、提高中老年人关节灵活性、平衡能力和神经系统灵活性。为期 12 周的五禽戏锻炼，可有效提高中老年女性锻炼者身心健康水平。健身气功易筋经对锻炼者心理活动有着积极的影响作用，可以降低焦虑和抑郁水平。健身养生锻炼不但能增强人们的体能、体质，而且能改善人们的生理、心理健康，提高人们社会适应能力。而太极拳是一种集哲学、道学、医学、养生学于一体的健身运动，能够有效提高各种人群生活质量。现代众多医家运用多种方法从不同角度论证了太极拳对改善生活质量具有良好作用。但多数文献乃是个人经验或者是理论整理，设计严谨的科学研究仍不多。对太极拳这种蕴涵中国传统养生文化精髓的传统健身进行科学研究，将其广泛运用于医学、保健、养生等各个领域，将对提高人体生活质量、促进健康具有重要的意义。学界也对我国民族传统养生进行了探究，并对民族传统健身的养生功能进行了深入研究，讨论了传统健身养生的现代转化利用的可能性。我国的民族传统健身养生不仅对习练者的身心健康具有明显的实用价值，而且在文学、哲学、人类学等领域具有浓厚的文化学意义。我国传统健身养生对改善人体机能，保持和提升生活质量具有重要理论价值和实践意义。鉴于传统养生健身功法是低强度的有氧运动，特别适用于身体机能欠佳的老年人。随着我国老龄化进程的加快，以及慢性病带来的家庭和社会医疗费用高涨，在老年人特别是老年慢性病患者群体中广泛开展民族传统养生功法的普及和宣教，是一件十分有必要、有意义的事情。

以上这些研究说明了民间传统健身正在作为一种积极的运动干预手段，对改善老年患病群体或一般群体的生命质量是积极有效的，主要在受试群体的生理和身体素质等指标上具有统计学的意义，但在老年群体特别是慢性病患者的精神层面、生活满意度和幸福指数等主观性的指标研究不多，也不够深入，这是本研究今后要努力的目标和方向。另外，如能结合本地的社会经济发展背景，传承当地的民族民间传统健身文化，利用现代化的科学手段与技术，充分挖掘富有地方特色、兼有健身功能、易于被人们所接受和喜爱的民间传统健身活动项目，对某类人群进行较长时间、高标准的运动实验干预，必将为当地人民的生活质量提升和民间文化的传承保护起到非常重要的作用。

国外生活质量研究理论的逐步完善和成熟，为研究健身与生活质量的关系提供了扎实的理论支撑。但是，国外学者研究中较多涉及到社会学和医学领域，对健身与生命质量关系的理论研究比较少，国内学者对此进行了探索性的研究，戴勇依据经济学消费理论与马斯洛需要层次理论，认为健身消费可以满足人们发展与享受层次的需求，获得身心健康，生活丰富多彩，充满活力，实现生活质量的提高。查引娟基于健康理论认为，健身活动改善了人体的各项机能；融洽了人与人之间的关系，增强了人类社会凝聚力的形成，还为人们提供一种有益的消遣和精神食粮。所以，在现代社会生活中，健身日益成为人们改善生活方式和提高生活质量的重要手段。大学生健身行为既是生活质量的重要影响因素，又是提高生活质量的积极手段；应重视大学生的健康教育，激发大学生锻炼热情，改善健康体适能以提高其生活质量水平。柳鸣毅，程序从哲学和人类学双重角度探骊，健身的休闲和休闲的健身已然唤醒了人们对青少年自由时间的重视乃至生命质量的关注。刘志民教授运用人类学的观点、行为分阶段模型理论对我国少数民族传统健身与生命质量的关系做了充分的阐述。

从健身预防慢性病的视角来看，在 2008 年国家卫生部、世界卫生组织等主办的"健康与发展高层论坛"上，与会者公布了中国目前慢性病发生率正处于快速增长期的结论，指出糖尿病、高血压和恶性肿瘤等慢性病的发病率、死亡率在不断上升，并有向年轻化发展的趋势。针对这种情况，中国营养学会公布的《中国居民膳食指南》对我国居民的日常饮食、健身行为等给出了相应的推荐意见。在健身方面，鼓励健康成年人天天运动，并建议每天保持至少6000 步的运动量，还可以进行力量、柔韧性和有氧耐力等相关练习，这些锻炼方式对于预防上述慢性病具有显著作。基于健身对体质健康的重要意义，有关研究人员认为 21 世纪身体运动与教育结合的一个重要目标就是最大可能地追求健康与促进生活质量的有机结合。这充分显示出我国教育领域确立的

"健康第一"理念，彰显了健身促进体质健康的本质功能和重要意义。尽管这些理论研究不能完全阐明健身与生活质量的相互关系，但是对于在健身的范畴丰富生活质量的研究理论还是具有重要意义的，随着人类生活学、文化人类学、健康观、健康管理、健康促进等研究理论的进一步拓展和成熟，运动干预与生命质量关系的理论研究也将迅速成为研究的热点和重点。

# 第二章　老年人特点与老年人运动健身作用

随着年龄的增长，衰老终究是不可避免的，运动健身可以延缓机体的衰老，虽然不能使人返老还童，但是可以使人延年益寿、老当益壮。老年人进行适宜的运动锻炼，不仅可以增强身体机能，还对一些常见的困扰老年人的健康问题有良好的改善作用。

## 第一节　老年人体质特点与健身运动对其影响

老年人参加健身运动，进行体育锻炼，可以有效地延缓衰老、防病治病。有医学专家研究表明：尽管老年人的机能，包括器官、细胞、血液循环等方面，与年轻人相比都有显著的不同，但并不是完全没有办法提高和改善，促进老年人身体各方面机能维持现状，延缓衰老，其中体育运动不失为一种办法。

### 一、老年人形态特征

#### （一）身体充实度状况

1. 身高、体重状况

身高是反映人体骨骼发育和人体纵向高度的重要形态指标，体重反映人体横向生长及围、宽、厚度及重量的整体指标，它不仅能反映人体发育状况和身体充实度，而且可以间接地反映人体营养状况。随着年龄的增长，骨质疏松，关节退化，软骨变性，水分丢失，造成关节尤其是椎间盘关节间隙缩小，脊柱生理弯曲改变使人变矮；肌肉组织细胞体积的下降等因素的变化也是造成老年人体重明显下降的主要原因。

2. 克莱托指数（PS1）

派生值克莱托指数是反映身体充实度的重要指标，它的计算公式：体重/身高×100。

（二）体型状况

1. 腰围、臀围状况

腰围在一定程度上反映腹部皮下脂肪厚度和营养状态，是间接反映人体脂肪状态的简易指标。腰围、臀围的大小，还可以反映出老年人的体型特点。人体保持适当的腰围和臀围比例关系，对人的体质和健康有着重要意义，特别是对于老年人群是否保持适当的比例能够间接反映寿命的长短。

随着年龄的增加这两项指标呈现不同的变化趋势，相同性别不同老年人腰围均值、男子不同组别臀围均值间无显著性差异，$P > 0.05$；而女性不同年龄组的臀围有显著性差异，具体表现在第四组臀围明显低于其它组别，经检验 $P < 0.05$ 有显著性差异。女性老年人腰围虽然无显著的变化，但随着年龄的增加其腰围有上升势态，进入 70 岁以后才有所下降，说明女性腹部脂肪随年龄增长逐渐堆积，应引起人们的重视。此外 70 岁以后女性出现腰臀围的萎缩也值得我们注意。

2. 腰臀比（PS2）

腰臀比的计算公式是 WHR = 腰围/臀围×100，是一种简单有效的检测健康的新方法）。老年人腰臀比总体均值为 $88.51 \pm 7.10$。经检验，男女腰臀比不存在显著性差异，说明随着年龄的增加男性细腰窄臀和女性细腰丰臀的体型特征已不明显，体型上已无明显的性别差异。不同年龄组的具体分析看，女性随着年龄的变化腰臀围比值明显增加，体型有从梨形向苹果形变化的趋势，经检验 $P < 0.01$。女性第一组腰臀比与其它组别存在显著性差异，结合女性老年人腰围和臀围的变化可以发现，女性在进入 60 岁以后，特别是 60-69 岁之间，腰围增加较多，说明这一阶段老年人腰臀比的增加主要是由于腹部脂肪变化引起的。人体内脂肪的增加和分布状态，特别是腹部脂肪的堆积与一些心脑血管的

疾病，如高血压、冠心病、动脉粥样硬化、中风等有密切的关系，因此女性在60岁以前就要有意识地防止腹部脂肪的聚积，同时注意心脑血管系统等疾病的防治，而60-69岁这一阶段的女性就要加强腹部锻炼和腹部减肥。70岁以上女性老年人腰臀比的增加主要是由于臀围减少的原故，提示这个年龄段的老年女性应加强身体锻炼和营养，同样也要密切重视和关注她们的健康。男性腰臀比受年龄的影响不明显，随着年龄的增长变化较平稳，经检验 $P > 0.05$ 无显著性差异，说明体型变化不大。

3. 老年人体成分状况

人体成分可概括地分为脂肪和非脂肪两大部分。体重是由脂肪重量和非脂肪重量组成的。因此本文选取体脂百分比（PS3）和瘦体重（PS4）两个派生值作为分析老年人体成分的主要指标。身体内脂肪分布的状况，对人体的体型和健康有着重要的形态学和医学意义。过胖或过瘦都会给人的健康带来很大影响。因身体密度和体脂含量密切相关，体脂总量的一半又存在皮下，故身体密度和皮褶厚度具有相关关系，所以对人体各部位皮褶厚度的测量，是了解人体成分的一种简易方法。本文采用日本铃木—长岭公式，用上臂部和肩胛部皮褶厚度推算身体密度 D，再由 Brogek 公式：体脂炉（4.570/D-4.142）X100 计算生成体脂百分比[①]，即身体中脂肪占体重的比率，可以作为分析老年人身体成分的指标。身体除去脂肪的重量就是瘦体重也称去脂体重，是内脏、骨骼、肌肉等器官组织的重量，主要反映肌肉重量的变化，计算公式：LBM = 体重 X（1-体脂%）。

一般来讲，女性体脂百分比要高于男性，但进入70岁以后，性别间的这种显著性差异却变得越来越不明显了。脂肪是一种含能量最多的物质，是构成细胞的组成部分，此外它还可以起到保护器官、减少磨擦和防止体温散失等作用，因此保持适当的脂肪含量对人体非常重要。随着年龄的增加，特别是进入70岁以后女性脂肪百分比的大幅度下降，可能与女性雌激素的大量减少有关，提示女性老年朋友应注意营养、加强身体锻炼。此外，这种体脂百分比无性差

① 全国体育学院教材委员会审定：运动医学. 第六版, 体育学院通用教材. 北京：人民体育出版，1995.6：29-30.

异的出现，是否也在暗示我们：体脂百分比的下降很可能是女性衰老的重要标志和主要表现。

女性瘦体重虽然随着年龄的增长有持续下降的趋势，各年龄组之间均无显著性差异；而男性在进入 70 岁以后瘦体重出现明显下降势头且与其他年龄组之间有显著性差异。结合男女体重和体脂百分比的变化，男性体重的下降主要是由于瘦体重的变化引起的，而女性体重的下降则是脂肪量减少的结果。肌肉附着于骨上，中间跨过关节，不仅塑造人的形体，而且是保持姿势及实现位移运动的力量源泉。老年男性肌肉含量的降低，可能也与激素的分泌量有关。提示肌肉组织含量的变化可能是反映男性衰老的重要指标，同时也是男性衰老的主要表现。因此我们应该关注男性尤其是进入 70 岁以后的男性老年人的营养和健康状况。

总体上，老年时期会出现无性差异。老年人体质的许多方面随着年龄的增加已不存在明显的性别差异，例如老年人的腰臀比即体形状态、身体内脂肪百分比、关节柔韧性等指标，相同年龄组男女之间无显著的性别差异。其次，女性进入 60 岁以后体形逐渐由梨形向苹果形转变，男性体形变化不大。女性脂肪百分比的减少以及男性瘦体重的下降是造成老年人体重下降的主要原因，而且这种变化很可能是女性和男性衰老的重要标志和主要表现。

## 二、老年人机能状况及其发展变化规律

### （一）老年人肺通气功能水平

肺活量（T7ml）反映肺的容积、扩张能力及呼吸肌力的强弱，是人体生长发育水平和体质状况的一项常用机能指标。相同性别的各年龄组间肺活量均值间有非常显著性差异。女性步入老年期后肺活量在第三年龄段和第四年龄段出现两次显著性下降。男性肺活量下降相对于女性的 65 岁要晚些，进入 70 岁后才出现显著下降趋势。因肺活量受很多因素的影响，所以肺活量的绝对值尚不能全面反映人的通气功能，专家认为肺活量/体重（PS6ml/kg）的相对值能

更好地反映人的肺通气功能①。

随着年龄的增加肺活量/体重比值均呈现下降趋势，但男性受年龄的影响不显著，男性不同组别间肺活量与体重的比值没有显著性差异；而女性肺活量与体重的比值在步入 65 岁以后就出现明显的下降。男性呼吸系统的下降相对于女性而言要慢些，而女性 65 岁以后呼吸系统出现持续性快速下降。肺是人体进行气体交换的主要器官，人体内营养物质的氧化所需要氧的摄入和新陈代谢的产物二氧化碳排出都需要呼吸系统来完成，因此保持呼吸系统的功能对人体有重要的意义。提示老年人特别是老年女性要注意加强身体锻炼，尤其是有氧运动，并要能够持之以恒。

（二）老年人心血管机能特征

坐站实验是一种简易的评价心血管系统机能的定量负荷实验。主要是通过观察定量负荷持续运动的时间、运动中心血管的反应及负荷后心率恢复速度的关系来评定心血管系统机能，其测试指标坐站指数（T13）可作为评定心血管系统机能的指标、部分老年人很可能已经坚持体育锻炼相当长的时间了，这充分说明了通过长期有规律的体育锻炼不但可以延续心肺功能的衰老，更能够达到提高的目的。从相同年龄组不同性别的具体分析看，坐站指数平均值女性要好于男性，但并无显著性差异可言，只有 70 岁以上年龄组男女之间坐站指数具有显著性差异，经检验 $P > 0.05$。这可能与能否长期坚持体育活动有关，70岁以上老年人男性能够达到"3 次及以上锻炼和活动时间"的只有 77.6%，低于女性 86.3%的数值，而且从各年龄组锻炼情况看女性锻炼积极性明显要高于男性。

综上所述，老年女性肺活量水平和手部肌肉力量下降不但快而且早，65岁即开始显著下降，第三年龄段和第四年龄段出现持续性突降。相反，女性定量运动负荷能力要好于男性，这可能与长期坚持身体锻炼有关，说明适当而有规律的身体锻炼不仅可以延缓心血管机能的衰老，更能够达到提高的目的。同时，男性老年人神经系统机能要好于女性老年人，两者之间存在显著性差异。

---

① . 全国体育学院教材委员会审定：运动生理学 . 第五版 . 体育学院通用教材 . 北京：人民体育出版，1994，6：81.

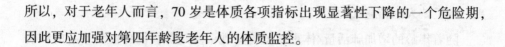

所以，对于老年人而言，70 岁是体质各项指标出现显著性下降的一个危险期，因此更应加强对第四年龄段老年人的体质监控。

### 三、老年人身体素质状况及其发展变化规律

身体素质是指人体在运动中所表现出的速度、力量、耐力、灵敏及柔韧等方面的机能能力。

#### （一）老年人手部肌肉力量水平

握力（T8 牛顿）主要是测量前臂及手部肌肉的力量。一般情况下，肌肉力量均随年龄的增加而逐步减少。因此，握力的改变可较为灵敏地反映出机体衰老变化的程度。

相同性别不同年龄组之间，均有显著性差异。握力受身高、体重等指标的影响较大，因此取派生值–单位体重的握力（PS7N/Kg）进行具体分析。随着年龄的变化不论男性还是女性握力/体重都呈下降趋势，但男子不同年龄段的比值没有显著性差异，$P>0.05$；女子不同年龄段间存在显著性差异，$P<0.01$。分析发现女性在 65 岁后握力/体重比值就出现显著性下降趋势，70 岁以后这种下降势态并没有减缓而是继续呈显著性下降，第三、四年龄段之间以及这两个年龄段与前两个年龄段之间分别存在显著性差异，$P<0.050$ 说明广州男性老年人握力的变化只是一种自然的生理衰老过程，而女性老年人在进入 65 岁以后前臂及手部力量即发生明显的下降，而且随着年龄的增加这种下降势头越发严重，因此对该年龄段的人要格外注重力量练习，以减缓前臂及手部力量衰退的速度。

#### （二）老年人关节柔韧性水平

摸背实验（T9cm）反映老年人肩关节灵活性和活动幅度，并可间接反映全身肌肉、韧带的弹性和关节的活动幅度。相同年龄组男女进入老年期以后身体柔韧性已经没有了显著的性别差异。老年女性柔韧性的下降是一个不断的积累过程，这种积累在进入 70 岁后变得更加突出，因此这就提示我们要在柔韧性发生突变的 70 岁之前就要作好防范措施，加强肩关节及全身关节的运动。随着年龄的增长，虽然男性柔韧性并没有出现显著性的变化，但摸背实验最低

值出现在男性第四年龄段-46.0cm，这样的一个数值不能不引起我们的深思和担忧，如何使老年朋友健康地渡过老年期，并使他们自觉行动起来减慢衰老进程等，是我们每个体育工作者都应该思考的。

（三）老年人神经系统水平

闭眼单腿站立是反映老年人身体平衡能力的指标，其数值越大表示平衡能力越好手眼协调能力）是评定老年人神经系统的协调性、稳定性以及神经系统控制效应器和手眼之间的配合能力的指标，其数值越小表示神经系统机能越好。反应时（T12s）是检验机体神经系统机能的重要生理指标，反应时越短说明机体对刺激发生反应越快，老年人随着年龄的增长，反应速度呈下降趋势。中枢处理机制发生改变的主要原因是大量神经细胞萎缩和丧失，脊髓运动神经元数目减少，神经传导速度减慢，因而使神经肌肉活动能力受影响，表现为单纯反应时和复杂反应时变慢，运动时延长。因此，反应时也是衡量衰老的重要指标。文中反应时由五次反应时的平均值表示。随着年龄的不断增加男女反应时均不断延长，女性变化趋势较明显，男性反应能力要好于女性；女性神经系统衰老速度快。

由上可见，老年人部分机能素质的衰老出现得较早，有的甚至在 60 岁即开始出现急剧的下降趋势，因此应加强预防观念。

四、影响老年人体质健康状况的因素

一个地区老年人的体质健康状况直接影响着社会经济的发展。为了更进一步地分析和研究影响和反映老年人体质健康状况的指标，提示各主要指标及相互之间的关系，对影响老年人体质健康状况的指标进行主成分分析。

（1）肌体成分因子

在 F1 轴上载荷较高的因素有体重（T2），腰围（T3），臀围（T4），上臂皮褶厚度（T5），肩胛部皮褶厚度（T6），可命名为体成分因子。

人的体重通常在 25 岁-50 岁之间处于上升阶段，其后开始逐步下降。体重增加伴有体脂增加和去脂体重下降。老年人的瘦体重较年轻人少。体重过重可出现不同程度的肥胖，而过度肥胖又多是引发许多心血管疾病的重要原因。

过轻则可作为营养不良和慢性疾病的重要特征。身体活动能力随着年龄增长而逐渐下降，因而使瘦体重减少和体脂增加的趋势更加明显，这种体成分的改变将增加老年人发病率及加速生理机能减退。研究发现每周坚持锻炼在 3 次及以上的老年人其体成分因子中各项指标的变化与达不到每周 3 次锻炼的老年人之间并不存在显著性差异，$P>0.05$。这可能是与老年人锻炼效果不理想有关，因此应加强对老年人科学运动知识的宣传、普及工作的开展。

## （二）运动机能因子

在 F2 轴上载荷较高的因素有身高（T1），肺活量（T7），握力（T8），可命名为运动机能因子。

人到老年，由于钙代谢紊乱，骨中有机物会减少，相反无机盐增加。同时，由于老年人蛋白质代谢障碍造成骨细胞或骨基质缺陷，骨质疏松，这多表现在脊柱终板收缩变薄，脊柱变短，严重的胸弯曲加大，使老人发生驼背，身高下降。由于以上原因，老年人总会显得比年轻时矮一些。据报道，男性老人身高平均缩短约 2.25%，女性老人约 2.5%。此外，肌肉附着于骨上，不仅塑造人的形体，而且是保持姿势及实现位移运动的力量源泉。在人的一生中，肌肉的质与量都会发生变化。有研究报道，女性到 70-80 岁时，手的握力大约下降 30%，而男性老年人下降 58%。同时肌纤维也变得瘦小，其弹性和伸展性都减弱。可见老年人肌肉力量和锻炼的肌肉能力的降低，主要表现在运动功能的减退，是人衰老的重要象征之一。随着年龄的增加，呼吸系统也背上了沉重的包袱，这与骨骼和锻炼的肌肉能力的下降有直接的关系。人到老年，呼吸肌萎缩，胸廓运动受限制，所以肺活量明显减少。这也就是为什么老年人在活动后会出现缺氧的各种症状和体征，感到气不够用的原因所在。

运动机能的变化会影响老年人的运动能力，运动又可以提高运动机能。运动是否有效与锻炼者的健身意识有很大的关系。从调查的老年人群锻炼情况看，虽然一部分老年人能够把余暇的大部分时间都用于体育锻炼，但锻炼的效果并不理想，没有起到显著提高运动机能的目的，且每周锻炼在 3 次及以上的老年人其运动机能虽然好于达不到该水平的老年人，但两者之间并不存在显著差异。而将增强体质列为自身锻炼首要目的的老年人群，其运动机能要好于其它老年人群。这说明运动机能水平能否提高，很大程度上取决于锻炼者的认识水平，也就是说在锻炼过程中健身者是否"用心"，能否"卖力气"，将直接影响到锻炼的效果。因此树立积极的健身意识、养成良好的锻炼习惯，对于提高老年人的体质状况非常重要。

（三）神经系统因子

在 F3 轴上载荷较高的因素有手眼协调能力（T11），反应时神经系统被称为人体指挥部，是全身各器官系统生理统一合作调节的指挥者，也是身体与外在环境发生关系，使身体各系统与外界达到平衡的生理调节指挥部，可见神经系统功能的好坏直接影响到身体对内外环境变化的反应与变化的练习方法。随着年龄的增加肌肉之间有规律收缩与放松的协调能力下降等，都使神经细胞工作强度、兴奋抑制转换的灵活性及均衡性有所下降，因此老年人会出现反应迟钝、工作效率低的情况。又有研究证明，一般老年人大脑的重量比年轻时减少10%左右，这多是由于老化导致神经细胞萎缩和死亡的结果，而 70-80 岁的老人，脑神经细胞只有青年时的 60%；脑血液量也减少约 17%；由于脑血循环减少，氧利用率下降，老年人易出现一些神经系统的症状，如记忆力减退，对周围事物不感兴趣，对现实生活的理解缺乏感情色彩，有时行为不能自控，这都是老年人神经系统功能衰退的表现。此外，对人体健康和生命至关重要的内分泌腺分泌激素的功能也要在神经系统"指挥"下，才能参与对人体生命活动的调节。所以说维持神经系统的正常生理调控机制，延迟其退行性变化对老年人有重要的意义。

怎样才能达到延缓神经系统衰老速度的目的呢？将老年人分成二组，一组是每周锻炼在 3 次及以上的，称之为活动组；另一组是达不到该水平的，称之为非活动组。经检验发现，活动组动作的协调性和反应能力都好于非活动组，两组在反应时上有显著性差异，说明老年人通过一定量的体育锻炼能够达到延缓神经系统衰老的目的。

（四）心脏血管机能因子

在 F4 轴上载荷较高的因素有坐站指数（T13），可命名为心脏血管机能因子。

心脏功能的强弱是健康的重要标志。心脏的生理功能类似一个水泵，是推动全身血液流动的器官。血管则是血液与体内组织进行物质交换的场所，心脏肌肉本身的营养供应主要通过冠状动脉输入的血液。进入老年心肌的最大耗氧量与心输出量几乎以相同的速度下降，心肌等长收缩和舒张期均延长，这在一定程度上受年龄、肥胖、活动减少、饮食等因素的影响。老年人心率一般减慢，最大心率也随着年龄的增加而降低；心率加快后恢复到正常心率所需的时间也相应延长，而这些都是心脏血管机能衰退的主要表现。通过一定的运动负荷能够反映心脏血管机能的强弱，反之经常进行一定的身体锻炼亦可以增加心脏血管机能。

## 五、运动对身体的影响

### （一）运动对身体成分的影响

研究表明定期参加中等强度有氧活动可以减少老年人体内脂肪含量，而且脂肪的减少与运动时长有关。逻辑上来讲，活动越多，体脂减少越多；腹部脂肪过多会增加许多疾病的患病风险，而运动恰好可作为一种积极性的手段来减少腹部脂肪。有氧运动对于增大肌肉维度或增强肌肉力量的作用较小，老年人可以通过适宜强度的抗阻训练（力量训练）来增加肌肉力量。同时，中等或高强度的抗阻训练还有助于减少全身各部位体脂。虽然，目前尚不清楚此类训练减少哪些身体具体部位的体脂，但最新研究表明，绝经期妇女通过抗阻训练能阻止体重增加，达到改善身体成分的作用。通常来说，体力活动的内容多种多样，绝大多数运动有助于延缓老年人群中发生率高达25%的不良性增龄性体重下降。但值得一提的是，高强度体力活动不适宜于老年人群。

### （二）运动对肌肉力量的影响

体力活动对肌肉强度、力量和耐力都能产生一定程度的影响，并且运动训练的强度、时长、频率与肌肉力量的提高幅度都直接相关。大量研究表明，老年人进行抗阻训练即可提高肌肉力量，一些老年人肌肉力量提高的相对值甚至可以与年轻人相媲美。比如，老年人通过自行车训练可提高下肢肌肉力量与爆发力，以及大腿肌肉围度。关于肌肉力量与爆发力的研究表明，进行过力量与爆发力训练的老年人，可以显著改善坐姿伸膝和腿部推举的最大力量。同样，老年人参加适当的抗阻训练能够显著提高爆发力。肌肉耐力是一段时间内肌肉持续收缩发力的能力，尽管对于老年人肌肉耐力的研究较少，但老年人可通过适当强度的练习提高肌肉耐力。

（三）运动对平衡能力的影响

参与体育活动有助于提高平衡能力、肌肉力量、柔韧性和改善步态，继而减低跌倒风险。患有骨关节炎的老年人可以进行水中练习以及相关训练来预防跌倒风险。研究显示，太极运动有助于延缓老年人平衡能力的下降速度；而且，为期6个月的太极训练便可以提高平衡能力。另外，许多陆地上及水中的练习有助于延缓老年人平衡能力的过快下降。

（四）运动对柔韧性的影响

柔韧性通常指关节的活动幅度，健康的老年人可以通过参加多种多样的运动来改善关节活动度（柔韧性）。逻辑上，这可能适用于全身大多数关节，但尚缺少公开发表的相关问题的数据研究。目前很少有研究能够回答改善关节活动度的一些问题，例如，老年人群能够运用何种伸展训练计划或静态练习姿势需要多少时间，以及需要训练的频次是多少等具体问题。此外，对于老年人来说，关节活动度训练的安全性也是值得研究的问题。考虑到关节活动度（柔韧性）对于老年人群身体功能健康以及预防跌倒的潜在重要性，未来的研究有必要探讨改善老年人群关节活动度（柔韧性）的有效方法及手段。

（五）运动对有氧能力的影响

有氧能力是指人体传输和利用氧的能力；最大摄氧量是表达有氧能力最好的指标，即人在进行力竭运动时所能消耗的最大氧气量。最大摄氧量是大多数专业人士所用来表示心肺健康水平的测量指标。通过适当的体育训练，成年男女体内的最大摄氧量都可以增加。在运动期间，最大摄氧量和心率之间有密切的关系，通常伴随运动强度的增加，两者基本呈直线上升。运动强度的自我疲劳状态评定指标 RPE（见附件3）也常与运动心率和正在运动中执行的工作量有关联，也可以在运动中进行测试，以了解人体运动中所体会到的疲劳程度。RPE 值也可以用来预测最大摄氧量。人们普遍认为在任何给定强度下的体育锻炼会减少 RPE 和心率，但却会增加最大摄氧量。

有氧运动强度是指进行体力活动的时候，身体所支持的氧利用率，它能改善心血管健康。人们普遍认为，人类年龄增加与身体功能的必然下降相关联。但是，人们可以做出有意识的决定来改变某些生活方式，从而减缓其下降速度。大多数运动及健康领域内的专家都赞同此观点：有规律地参与体育活动的生活方式与健康老龄化直接或间接相关联，基于参与体育活动为生理系统带来很多积极的影响。总而言之，大量研究表明有规律的运动加上适量的休闲活动可以避免久坐少动引发的负面生理效应，为一个人积极的生活提供实质防护，抵抗慢性疾病并避免一些失能状况的出现。因此，可以确切地说，对于老年人，几乎所有类型的体力活动与运动，只要坚持参与都是有益的。

运动量是提高有氧能力/最大摄氧量的关键，直接关系到最大摄氧量的增加。运动量受运动的强度、持续时间和频率等三个因素的共同影响。强度即锻炼者的努力程度，频率指锻炼者在一周内锻炼的次数，持续时间指一次锻炼的时间。运动量越大，最大摄氧量增加的幅度也越大，该原则同样适用于 75 岁以上年龄较大的老年人，只是年纪很大的老年人可能不会像他们年轻时候那样，表现出显著性提高。更为重要的是，有证据表明不同性别的人参与运动，带来有氧能力的变化是不同的，特别是在运动增加摄氧量上，女性似乎显得比男性更敏感。此外，心脏、肺、血管、中枢神经和肌肉系统这些生理机制导致最大摄氧量的变化在老年男性和女性中也可能具有一定的差异性。最近的研究表明，有氧运动与力量训练相结合能够提高男性老年人的有氧能力，循环训练也具有同样的功能。

六、提升老年人体质健康的措施

（一）建立老年体质监测站或监测点，为老年人开具运动处方

国民体质监测中心可以以老年人体质监测为试点，在各区建立老年体质监测站或监测点。政府和体育行政部门应以政策的形式，由政府出资、体育行政部门负责统一管理的方式在各区建立老年体质监测站或监测点，免费或以较低的价格向老年人开放，或与单位挂钩为老年人服务，同时也可以作为政府或单

位为老年人提供的一项较为实惠有效的福利措施。各基层老年体质监测站或监测点的主要任务就是对该区内居住的老年人的体质进行测试和评价，同时为老年人开具运动处方，使他仍能够通过适当的体育运动和身体锻炼促进体质的提高，延缓身体机能的退化，此外还可能定期组织一些讲座，提高和增加老年人保健意识和保健知识。这不仅可以在本质上提高老年人的生活质量，使老年人带病期减少，进而增加健康长寿期，而且对于减少社会和家庭的医药负担等具有重大的现实意义。我们知道生老病死是存在于生物间的客观规律，人在成年之后，随着年龄的增长，身体结构和功能就出现进行性衰退，这是不可抗拒的自然规律，老年人的体质是一个不断变化的过程，因此老年人定期监测体质状况做到早预防、早发现、早治疗，让老年人时刻掌握自身的体质健康状况将具有非常重要的意义。另一方面，体育锻炼是强身健体、延缓衰老、延年益寿的良好手段。适宜的体育锻炼可以促进体内新陈代谢，保持和提高人体器官的功能。但实际情况是多数老年人并不知道怎样运动才是科学的，往往出现事与愿违的现象，因此成立一个专业机构，有针对性地为老年人开具运动处方非常有必要。此外，建立老年体质监测站或监测点还有助于建立老年体质健康数据库，可以更有效全面地了解老年人的体质健康水平，以便对其做出合理有效的指导。

### （二）开发"老年人力资源"，建立老年知识交易所

随着"健康老龄化"的推进，对于个人而言要求进入老龄阶段的老年人自身能维持良好的生理、心理和社会变化的练习方法功能，身体功能障碍只在生命最后阶段很短暂的时间里发生，老年人以"无疾而终"为目标。据1986年12月"中国三省二市"老年人口1%的抽样调查的结果显示：在低龄老年人中，身体健康和较健康的占80.9%；中龄老年人中身体健康和较健康的占73.8%，这表明有相当一部分的老年人具有参与劳动的身体基础。另一方面，目前我国L2亿60岁以上的老年人口中有70%是70岁以下的身体健康、有劳动能力的老人，但其中仍在就业的人数仅占35%左右，低于日本的60%，也低于巴基斯坦和印度的57%和58%2。这说明我国至少有近35%的老年人力资源没有得到很好地开发利用。从广州市的老年人口情况分析，大部分老年人在

70 岁以下，这其中有很多老年人的体质水平相当或高于部分成年人，这说明有相当部分的能够从事一定体力和脑力劳动的老年人力资源可供社会使用。其次，由于我国退休制度存在着缺陷，使受过高等教育的劳动者的平均工作年限缩短，使国家损失一部分劳动力资源。从劳动年龄来看，世界各国法定的劳动年龄下限多集中在 14-16 岁，我国男子 16 岁，女子 15 岁。由于现代社会经济增长依靠技术进步，生产的技术含量不断增加，对劳动者的技术文化素质的要求越高，人们受教育年限不断增长，实际开始劳动的年龄上移，因此在目前退休年龄不变的情况下，势必使一些受过高等教育、有着渊博的知识和丰富的工作经验的劳动者提前退出社会劳动舞台。如果对这部分人力资源不加以充分利用的话，无疑是对社会资源的浪费。目前鉴于推行"推迟退休年龄"有困难的情况下，要想更好地发挥"老年人力资源"，建议广州市在人才交流中心开设老年人力资源供需见面会或老年知识交易所，为老年人提供一个再就业和为社会再贡献的机会。但老年人在再就业时必须要拿到再次工作的上岗资格证，即到指定的体质监测点或监测站进行体质测试，体质达标者才能被允许再就业，其目的是为确保体质健康，同时也证明自己有从事劳动的能力。鉴于老年人的体质变化较快，所以建议这种上岗资格证的有效期为一年。

3. 开展社区老年服务机构

家庭结构向四二一型转变，子女负担加重不可能有大量的时间照顾老人，这必然使我国养老形式从传统的家庭养老向家庭养老和社会养老相结合的方向转变，将部分的养老负担移向社会。此外，开展为老服务业，不仅可为创造就业机会提供一条渠道，而且对实现企业经营机制的转变及政府职能的转变也有一定的积极作用。建议当一个社区 60 岁或 65 岁以上老年人口比例达到该社区人口的 10% 或 7% 时，政府应强制建立社区老年服务机构，主要提供老年应急服务、定期体检、老年护理等服务项目，以缓解家庭和社会的负担。政府有关部门应明确管理部门，在用人制度、管理方法上制定具体实施细则，建立一支具有一定规模、人员素质较高的稳定护理队伍。

## 第二节　老年人生理特点与健身运动对其影响

人们普遍认为，人类年龄增加与身体功能的下降具有必然关联。然而，人们却可以做出有意识的决定来改变某些生活方式，从而减缓其下降的速度。大多数运动及健康领域的专家都赞同此观点：有规律地参与体育活动的生活方式与健康老龄化直接或间接相关联，参与体育活动为生理系统带来很多积极的影响。总而言之，大量研究表明，有规律的运动加上适量的休闲活动可以避免久坐少动引发的负面生理效应，为一个人积极的生活提供实质性防护，抵抗慢性疾病并避免一些失能状况的出现：因此可以肯定地说，对于老年人，几乎所有类型的体力活动与运动，只要坚持参与都是有益的。

### 一、生理特点

老年人脏器的组织结构和生理功能都有一定的退化改变，使其在生理方面具有一定的特殊性，具体可体现在如下方面的特点。

#### （一）运动系统

在运动生理学上肌肉有"用进废退"的原理。人随着年龄的增长，运动系统变化特别明显，中年以后，肌肉会发生退行性变化。研究发现，从 30 岁开始人的肌肉就会逐年减少，50 岁时肌肉就开始快速减少。主要表现为肌纤维变细，肌肉的弹性变差，耐力、控制力减弱，肌肉的力量开始衰退，易出现疲劳。骨骼的变化表现为骨质和无机盐逐渐丧失，出现骨质疏松。而肌肉、骨骼的老化造成老年人行动不便，很容易出现肌肉拉伤、骨折等情况。再者，肌肉减少，加重关节的负担，使人易患关节疾病。人体运动系统的老化过程因人而异，自然老化所占的比例较小，主要原因是缺乏运动。因此，对老年人而言应高度重视肌肉的储存，经常参加适当的体育锻炼，通过运动来加以补偿。

#### （二）心血管系统

人体的循环系统是由心脏、血管和淋巴管组成的。心脏是动力器官，血管和淋巴管是运输器官，淋巴管还具有防御功能。衰老引起心脏和血管发生明显的变化，主要表现为心肌萎缩，细胞纤维化，最大心率下降，心输出量减少，循环血量减少，血管的弹性减退，动脉管壁硬化，管腔变窄，血流阻力增大，使动脉血压升高，心脏负担加重，使心血管系统的生理功能减弱，脉搏频率逐渐下降，供血不足，发生心血管意外的机会明显增加。

（三）呼吸系统

人体的肺功能在 30 岁逐渐退化，随年龄的增长加速。衰老使人的呼吸系统发生重要的变化，表现在老年人的呼吸肌日趋萎缩，肋软骨钙化，肺泡壁弹性降低，胸廓的活动减少，气管发生退行性改变，气体交换功能下降，肺活量明显减少，导致呼吸系统机能下降，对氧的利用率降低。因此，老年人容易出现气促、气喘现象，更容易缺氧，严重时出现休克、甚至危急生命。

（四）身体成分

衰老和运动缺乏使老年人身体成分发生改变。首先，比较明显的是体内脂肪含量储存增加，导致肥胖或体重超出正常。人的体重一般在 25-50 岁之间开始持续增长，其后逐渐下降。体重的增加伴随有体脂的增加和去脂体重的下降，老年人的瘦体重比年轻人少，主要原因是锻炼减少，饮食摄入增加，营养不当，以及脂肪动员能力降低。老年人的体脂分布倾向于堆积在身体内部而不是皮下。其次，人的身高在 40 岁左右开始下降，骨质疏松是身高下降的重要因素，因此这些身体成分的变化会增加老年人发病率，以及生理机能减退。

（五）神经系统

衰老在神经系统方面的特点是感受器退化，大量神经细胞萎缩和死亡，神经纤维出现退行性改变，神经系统的稳定性下降，大脑皮层神经活动过程的灵活性减弱，兴奋和抑制的转换减慢，神经调节能力较差，难以形成新的条件反射，对外界刺激的反应迟钝。这些变化，使老年人记忆力减退、健忘、失眠，注意力以及分析综合、推理判断等能力都有所减退，神经细胞工作耐力差，容易疲劳，疲劳后恢复较慢。

二、运动对生理健康的促进作用

体育运动有助于老年人身心健康，适宜运动对改善其血液循环，促进各脏器血液供给，以利于其生理机能提高，垂体激素释放增加，机体免疫机能提高，内脏机能提高，促进大脑神经系统的功能活动，可缓解各种慢性疾病症状，亦具有一定预防辅助治疗作用。体育运动使老年人增加了与社会接触的机会，语言交流增多，缓解焦虑，释放压抑的情感，也有助于提高睡眠质量。

研究发现，老年人长期慢跑使左心室射血时间延长，射血期缩短，每搏输出量、心输出量增加，心率、平均外周动脉血压，心电图 ST 异常率降低，肺气肿发生率降低，最大自主通气、肺活量增加，表明慢跑运动对改善老年人心肺功能具有积极作用。健步走运动对维持老年人平衡稳定性具有积极作用。研究表明，健步走对老年人的姿态稳定和肌肉力量有积极影响，可减少跨越障碍物时跌倒的风险。

太极拳是中国武术转化而来的一种健身方法，把意识、呼吸、运动 3 个要求结合起来，静中有动，虽动犹静，松静自然，内外一体，形神兼备，刚柔相济。太极拳对提高中老年心肺功能有影响，男性较女性更明显；可提高下肢肌肉力量，增强灵活性，提高姿态稳定性和本体感觉。太极拳运动对改善老年人精神健康，提高生活质量、生活满意度有积极作用。研究表明，太极拳运动对缓解老年女性亚健康状态，缓解老年女性记忆减退、易疲劳、失眠多梦、烦躁不安、食欲不振、焦虑等症状具有显著效果，而对于改善焦虑、食欲不振以及失眠多梦的效果最为显著。

太极柔力球动作在转圈走弧，旋圆中完成，架势可高可低，运动量可大可小，但动作完成需要集中精力，精神内收，心静轻松，很好地促进了老年人中枢神经系统平衡性；锻炼了老年人的呼吸系统、心血管系统功能，增强了肺的通气、换气量，提高血氧饱和度；运动多以腰为轴心进行"8"字绕翻，对内脏有良好的按摩作用，促进胃肠道蠕动，促进内分泌系统的分泌功能，增强其对人体的整体调节作用，也很好地锻炼了腰部肌肉，促进腰部关节的灵活性。学者王洁通过对进行太极柔力球运动的绝经后妇女，对照组的骨密度和骨代谢指标的比较研究表明，太极柔力球运动可以改善绝经后妇女骨代谢状况，提高绝经后妇女的腰椎等部位骨密度和骨矿含量，使骨钙素、血清碱性磷酸酶增加。韩传来以 64 名老年人为研究对象，经过 36 周的实验观察发现，太极柔力球练习相对于其他运动改善老年人睡眠状况的效果更好，尤其是入睡时间、睡眠效率和睡眠质量三个方面效果显著。太极柔力球练习可以全面有效地改善老年人的心理情绪状态，使其保持平稳的心理状态、降低焦虑和抑郁、防止偏执和恐怖等心理问题。姚远观察6个月有专人指导太极柔力球练习的老年人与平时不常参加或偶尔参加体育锻炼的老人对照组的对比研究显示，实验干预后，实验组单足站立时间显著延长，故一定程度上改善了老年人的静态平衡能力，对预防老年人跌倒有积极意义。

## 第三节　老年人心理特点与健身运动对其影响

人口老龄化问题是当今的一大世纪难题，而中国也正面临着这一挑战，并且随着中国人口老龄化问题的增加，老年人群的健康问题也逐渐成为社会热点问题。多数老年人在退休后会面临自身角色的一大转变，而不能尽快地适应与调整。这时，不仅会出现心理问题，身体健康也会在很大程度上受到一定的影响。近年的"全民健身""体育强国"等国家大力发展的体育战略，让更多的老年人参与体育活动。而体育锻炼在提升老年人身心健康方面也起到了显著的作用。

### 一、老年人心理特点

#### (一) 虚荣心理

每个老年人都有自尊的需要，喜欢听赞扬的话，这是人的本性。有一部分自尊心过强的老年人或自卑感过强的老年人在心理调适过程中，已产生虚荣心理，表现为喜欢在别人面前炫耀自己的荣耀经历和辉煌业绩。把明明自己不懂的事、办不到的事、没有的能力，说成是自己懂、能办到、有能力；把别人的经历、别人的业绩，往自己身上乱贴。喜欢炫耀有名气、有地位的亲朋好友，借他人的荣耀来弥补自己的不足，而对那些无名无份，地位卑微的亲戚朋友，避而不谈，甚至唯恐避之不及。

有些老年人的虚荣心特别强，常常认为自己年龄大、阅历多、资格老而理应受到尊重。因而，无论在家庭中或在社会上都喜欢发表权威性意见，要求别人，尤其是小辈对自己的顺从，他们往往表现得非常固执，甚至独断专行，不讲道理。但由于老年人发表的见解往往脱离现实、不符合客观规律，故常不被别人所重视。当他发现这点时，又容易产生自卑感，表现出消极、沉闷及抑郁心理。

（二）自卑心理

指个体对自己的能力和品质做出过低的评价而产生的消极的心理活动。有些老年人自认为一生没有大作为，觉得未能妥善安排好子女；有的老年人身患难以治愈的慢性疾病等，都会诱发自卑感。而自卑者的消极的自我认识，使自卑感成为一种固定的、消极的自我暗示，进一步加重自卑感，表现为精神忧郁，思想悲观，性格孤僻，常暗自伤心落泪，不愿与他人交往等。

（三）孤独心理

老年人由于退离工作岗位，配偶、亲人、知己朋友的相继离世，子女成家分居，身患疾病，而引起孤独。孤独心理以女性老年人多见，表现为不愿与他人交往，总感觉到抬不起头，在与人交往中敏感多疑，认为别人会影射自己，会嘲笑、轻视自己，于是把自己封闭起来，情绪低落，寂寞孤单，心情郁闷，沮丧、愁容不展，语调平淡，时常叹息，喜悲伤哭泣，常伴失眠、食欲减退。

老年人常有一种被社会抛弃的感觉，这种抛弃感不仅是物质上的、人际关系上的抛弃，还大量表现为精神上、思想观念上的抛弃。孤独可使人的思考能力和判断能力麻痹，反应迟钝，加速衰老进程，容易发展成为老年痴呆。

（四）空虚寂寞

老年人，尤其是离退休老年人，都曾经有过美好的理想与追求，并为之奋斗几十年，付出了青春，付出了血汗，一旦离开熟悉的工作岗位，告别了习惯的生活方式，不再为了生计而奔波时，会突然感觉到自己老了，死神正在一步步地逼近，一切理想和追求都变得渺茫、难以实现，就会感到失落，产生空虚寂寞心理，表现为百无聊赖，无所事事，无所归属，随波逐流。这种消沉的心

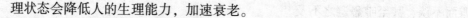

理状态会降低人的生理能力，加速衰老。

**（五）抑郁心理**

常见于一些有慢性疾病，长期遭受病痛折磨，且治疗效果不佳的老年人，因对治疗失去信心而出现烦躁、抑郁，甚至陷于绝望的心理状态，生活中原来感兴趣的东西现在不感兴趣了，甚至对生活中的任何事情都无动于衷，老朋友聚会认为没有意思，精彩的文艺演出认为没有看头。

对前途悲观失望，认为自己对自己的处境毫无办法，对自己的不幸与痛苦无能为力，别人也帮不了自己什么忙，完全是孤苦无助地承受厄运的打击，认为自己是没有价值的人、多余的人、给社会和家庭带来负担的人，思维迟钝、联想缓慢的人，整日焦虑烦躁，忧心忡忡，唉声叹气。这种人，他们常感到前途暗淡、毫无希望、生不如死，或自我责备，甚至产生自罪感。这种抑郁心理常成为老年人自杀的原因，而某些癔症的发作也是这种抑郁、情感的宣泄。

**（六）焦虑心理**

老年人的焦虑心理常由于家庭不和睦、繁杂事件干扰、身体不适或主观要求过高、思想意识狭隘而引起。老年人的焦虑有时表现为无故的、徒劳的或小题大做的焦虑。如担心在外面的亲友冻着、饿着，为尚且年幼的孙辈今后升学、择业、成家操心，担心子女的工作出现意外变故，偶有小疾或发生本属生理性的衰老现象就惊恐不安，为小小失利而惴惴不安，为一时丢了"面子"而懊恼不已等。如此经常无端地寻找烦恼，使人陷入疲惫不堪，心绪不宁的境地，甚至转化为精神抑郁症。

**（七）多疑心理**

有多疑心理的老年人，表现在常常毫无根据地怀疑别人，总认为别人包括亲属、子女议论自己，看不起自己，算计自己。如别人在一起说话时对自己投来不经意的一瞥，他会认为别人在说自己的坏话；如果有人开了极平常的善意玩笑，他会信以为真；即使别人之间的指责，他也会认为是"指桑骂槐"。疑病心理是老年人常见的典型多疑心理。疑病者总认为自己患了某种不治之症，医生、家人及周围的人都有意对自己隐瞒了真相。如果自己身体上发生了某种微小的变化，出现轻微的不适感，他会马上把它与癌症等不治之症联系起来，从而焦虑不安。忧心忡忡，甚至发生心身疾病。

### （八）妒嫉心理

在市场经济体制下，人们之间的收入差距明显加大。处于劣势地位的老年人看到自己一起参加工作，各方面与自己差不多，甚至或者原来地位、能力不如自己的人的社会地位、经济条件超过自己，自然而然的出现心理失衡，并耿耿于怀。老年人由于年龄和身体条件的制约，妒嫉心理一旦产生，常表现出性格变异，如脾气暴躁、易怒或孤独自卑等。

### （九）恐惧心理

随着年龄的增加，老年人都会产生衰老感，都会想到死，年龄越大，担心死亡的情绪也就愈加强烈。虽然绝大多数老年人能够正确对待生老病死这一自然过程，但有的老年人总感到自己老了，经常感到自己临近死亡，常常回想到已故的亲友，进而联想到自己，情绪悲观，意志消沉，甚则万念俱灰，精神空虚，恐惧死亡的心理十分强烈。

### （十）退行性心理

有些老年人表现出与自己的年龄不相符的幼稚的心理和行为，即表现出童年时期的一些思维习惯和行为方式。例如，有的老年人在自己的要求得不到满足或遭受挫折时，便大哭大闹，甚至就地打滚耍赖如同小孩一样；有的老年人认为自己有病，就可以得到别人的帮助，从而无病呻吟，小病大养，像儿童依赖父母那样依赖别人。

## 二、运动对心理健康的促进作用

运动除对身体产生良性影响外，对老年人心理健康也有好处。

### （一）体力活动对心理幸福感的影响

心理幸福感包括四个部分，分别是情绪健康（如抑郁、焦虑和情绪）、自我认知（如自我效能和身体形象）、身体健康（如身体对痛苦感知的症状和经验）和整体认知（如生活满意度）。

有学者通过对大量研究发现，体育运动对心理幸福感的影响很小，然而对身体症状的认知、整体幸福感、自我效能感、积极情感（或情绪）的影响较大。通过更深入的研究发现，有氧运动产生的效果大于抗阻训练，特别是中等强度的负荷运动会带来最大的益处。久坐不动人群较之已经具有经常参与体育活动经验的人群相比，刚开始参与体力活动后的受益更为明显。因此，积极参与中等强度体力活动能对老年人群心理幸福感带来积极影响，特别对久坐不动人群产生的运动益处更大。

（二）体力活动对生活质量的影响

生活质量被定义为个体对生活满意度的整体指标，而研究人员更感兴趣的是体力活动与健康生活质量的关系，即一个人对身体健康、认知（或精神）健康、情绪健康、社会功能的感知和对疼痛与活力的感知。许多针对个体的研究表明，体力活动对于生活质量的影响程度不一致，但总体上，体力活动对健康生活质量具有积极作用。同时，研究也发现，体力活动干预对于慢性疾病受试者的健康生活质量具有一定积极影响。一系列的随机对比实验表明，体力活动对老年体弱人群的情感与社会功能具有积极作用，在练习中不会加剧疼痛感。同时，研究发现有氧运动和柔韧性训练对生活质量影响的效果，要比抗阻或平衡练习更为明显。

（三）身体活动对改造负面情绪的影响

情绪是对一系列主观认知经验的通称。负面情绪包括抑郁、焦虑、紧张、愤怒、沮丧、悲伤、痛苦等，因其情绪体验是不积极的而得名，负面情绪也会使身体产生不适感，进而有可能引起身心的伤害。老年人参加体力活动时可以体验到一定程度的情绪改善，这些影响对积极情绪促进与消极情绪减少的干预效果是类似的。令人惊讶的是（与大多数心理健康研究结果不太相符），研究发现抗阻训练比有氧运动加抗阻训练或单纯有氧训练所产生的影响更大。同时，体力活动的积极影响可以在1-6周后观察到，且不受参与者初始的健康状况与生活习惯的影响。

在全球各地老年人群中，临床上抑郁症患病率已达到1%-42%。患病率在很大程度上与老年人的生活环境有关，居家养老的老年人患病率低（1%-9%），而生活在养老机构中的老年人患病率则更高（14%-42%），相关研究证明，抑郁症与体力活动之间的关系是双向的，即久坐不动人群更容易患抑郁症，抑郁症人群也很少参加体力活动，与此同时体力活动能够预防抑郁症。近期元分析回顾了在各年龄组人群中所进行的体力活动干预抑郁症的实验研究，结果表明体力活动减少了临床抑郁症和负面情绪的发生。关于体力活动干预措施与其他干预措施的比较研究（心理和药理）表明，体力活动与其他形式的治疗结果是等同的。在检测体力活动对临床抑郁症老年患者的治疗效果时，与认知行为疗法、心理教育疗法、精神动力疗法、认知疗法等现有治疗方法的疗效相当。因此，体力活动对老年人群具有抗抑郁的作用。

（四）体力活动对认知能力的影响

认知能力（完成需要智力的任务的能力）会随着年龄增长而下降。这既有生活方式的因素，也包括体力活动的因素，两者都与认知能力的增龄性下降相关。尽管一些前瞻性研究不支持体力活动对认知能力具有有益的影响，但大多数相关研究显示，初始认知水平相当的老年人中，经常参加体力活动人群在未来几年内比久坐少动人群有更好的认知能力水平。

新的研究证据表明，体力活动（PA）与认知功能有关，老年人的中高强度运动百分比与认知功能存在剂量反应关系，较高水平体力活动与更低的认知功能损害风险有关，并与长期更好地维持记忆力与执行功能有关，这对白种人尤其明显。

# 第三章　社区老年人健身设施管理与规划

社区体育的开展，设施建设是基础。场地设施是构成城市社区体育健身娱乐服务的重要物资要素。我国正处在经济转型期，社区体育的大发展，首先需要解决的是设施服务的问题。健身设施管理包括场地、器材的建设服务，活动开展的经费保障，社区、单位及企业和事业资源共享服务以及良好的健身娱乐环境建设和配套服务设施供给。同时，随着人们健身需求的增长、健身娱乐取向的改变，全民健身计划的实施和社区的发展必将推动社区体育健身娱乐设施建设和辖区现有体育场地资源的重组和完善。

## 第一节　国外社区体育设施及其建设规划

城市社区体育设施是为满足社区居民休闲、娱乐、健身等多元化需求，在社区内规划建设的休闲运动场地、场馆会所、相应的配套服务设施以及周边生态环境等人工实体与自然要素的集合，是社区居民开展体育休闲活动的物质载体和重要保障。

### 一、体育设施的分类与比较

体育设施是发展体育事业的重要物质基础。《体育建筑设计规范》对体育设施的解释为：作为体育竞技、体育教学、体育娱乐和体育锻炼等活动的体育建筑、场地、室外设施以及体育器材的总称。英国体育学者克劳森和尼奇认为体育设施指提供体育活动的所有媒介，并将体育设施划分为三个类型：①使用开发型，是专门为进行体育娱乐活动而建设的设施；②自然资源型，指可进行体育娱乐活动的天然土地资源，如树林、河流、山岳等；③中间过渡型，介于资源型和开发型之间，系自然资源经过改造用于体育活动的场所。美国体育学者雷·温斯科认为，从广义上看，能容纳体育活动的场所都可以被看作是体育设施，并根据使用方式将体育设施分为四类，如表3-1所示。从表中我们可以看出，四项分类方式以更加广义的视野界定了体育设施的概念。其中专业性体育设施是以比较常态的体育建筑的形式出现，而改造建筑型体育设施更多的是建立在城市或社区的休闲空间之上，其意义远远超过体育设施概念的外延。第三类资源型体育设施是在进行功能转化和多样化的过程中进行了一定的资源和场地改造。从第四类的非专门性体育设施的主要形式来看，其设施作为体育运动的使用相对其他使用功能比重较小。

表3-1　体育设施的分布与比较

| | 专门性体育设施 | 改造建筑型体育设施 | 资源型体育设施 | 非专门型体育设施 |
|---|---|---|---|---|
| 名称、内容、主要形式 | 体育场馆、体育场、游泳中心、网球中心 | 工业厂房、历史建筑、仓储设施 | 森林公园、河道、江滨、林荫道、跑马场、高尔夫球场 | 农业用地、水道、湖泊、水体、街道、人行道、山岳、沙漠、草原、水库- |
| 使用方式 | 主要以专业体育建筑为场地设施，以竞技体育活动为主要内容 | 针对城市中的大空间建筑进行改建、加建，强调设施本体的多样性 | 对天然资源加以改造利用，对场地和资源加以整合 | 对自然资源、城市基础设施加以利用，但其体育功能相对较弱 |

使用方式主要以专业体育建筑为场地设施，以竞技体育活动为主要内容针对城市中的大空间建筑进行改建、加建，强调设施本体的多样性对天然资源加以改造利用，对场地和资源加以整合对自然资源、城市基础设施加以利用，但其体育功能相对较弱。

由以上分析得知，体育设施应该具有相当广泛的功能，如果将其局限于竞技功能，似乎略显狭隘。本研究对体育设施概念的理解主要是从广义的角度出发的，并基于城市规划学科范围探讨社区体育设施的建设问题。为了突出本文的研究目的，综合前述概念要义，本研究对体育设施的概念界定为：公众从事体育活动时，所有必要的、物理的、地理的条件，其中包括场地、器材与设施的总称。它是体育部门固定资产的重要组成部分，是群众进行体育锻炼、运动员进行训练与竞赛的物质基础。

## 二、国外城市体育设施的基本类型

社区体育设施是开展社区体育活动的物质基础，同时也是社区建设和完善社区环境必不可少的方面，其规模和内容在一定程度上反映了城市居民的精神文明建设程度和大众健身水平。发达国家社区的体育配套设施类型丰富，活动多样。包括社区体育中心、户外游憩场地、社区体育俱乐部、学校体育设施在内的社区体育配套设施资源，大大提高了体育设施的使用率，并在很大程度上满足了其社区居民的体育需求。国外城市社区的体育设施按空间类型划分可分为社区户外运动空间（包括儿童专用场地、健身广场、散步道和专业型运动场地等）和社区室内运动场馆两大类型，居民可分别根据不同的活动项目和特定的基址特点选择不同的类型。相关规划者也可结合不同区域生活群体的要求设计分散型或集中型的场馆设施，满足多种健身休闲需要。

### （一）社区体育中心

社区体育中心是指在一定区域范围内开设的为满足社区居民参加健身娱乐活动的需求，方便灵活、用途多样、相对集中的室内外体育设施。在西方发达国家，社区体育中心是开展大众体育活动的主要载体。

以服务内容为标准，国外社区体育中心可分为兼营型和专营型两大基本类型。兼营型社区体育中心是指能够为社区提供医疗保健、出行购物、教育培训，综合性文化活动，兼营体育活动的综合性体育中心。专营型是专门向社区提供体育服务的体育中心，包括综合型和单项型。综合型社区体育中心是指能够开展多项体育活动，可满足社区居民多层次体育需求的综合性体育场馆，目前国外社区体育中心多数属于综合型。单向型体育中心比较少见，相对集中于规模较小的社区。

根据日本社区体育设施建设标准，1万人左右的社区体育中心规模大概在2000平方米左右，3万人的体育中心的规模大概控制在3000—5000平方米。在有限的建设规模下，为了能开展更多的体育活动，体育中心多以多功能运动大厅为主体。在英国，社区体育厅内部大小的设计以羽毛球场作为参照标准进行，一般内部场地的规模分为4个、6个、8个、9个、12个羽毛球场太小。体育厅除开展各种球类比赛外，还可以适应社区活动，如演出、集会等。社区体育中心的设计十分强调与社区及城市人文景观的相互融合，往往都被设计成为社区公园的一个部分，外形美观大方，给人一种愉悦的感受。除此之外，许多社区中心还包括户外设施，这些设施与公园融合成一个有机的整体，例如社区体育中心的健身路径都建在公园，泳池往往同时成为公园的水上娱乐设施。

### （二）社区体育公园

社区体育公园是把体育健身场所和生态园林环境巧妙地融为一体，是大众体育锻炼、健身休闲的公共场所。体育公园的设立能够满足人们丰富文化生活，回归大自然的意愿，同时对社区环境、人文景观的建设具有重要意义。

西方国家高度重视户外运动资源的开发，尤其是美国。将体育设施建在公园在美国具有悠久的历史，其发源可追溯到19世纪末20世纪初的"美国休闲运动"。美国的公园系统分为小型公园、街区公园、社区公园、州公园和国家公园。州公园和国家公园一般远离聚居区，面积较大，主要提供更适合于大自然环境的户外体育活动，如野营、冬季运动、徒步旅行、划船、独木舟运动、游泳、冲浪、钓鱼、骑马等。州公园和国家公园每年分别约有7亿及1.76亿人次参加各种类型的户外体育活动。其他类型的公园则距离居住区较近。小型公园规模一般为0.4~16公顷，服务对象主要为老人和儿童。街区公园和社区公园相对服务半径大，服务人群广，致力于满足不同群体的需求，包括如高尔夫球场、网球场、游泳池、自行车与徒步旅行道路、儿童游戏场等，这些运动场地的面积分别占到公园总面积的80%~90%和60%~80%，使居民可以就地就近参加体育活动，十分方便。公园还特别注重对自然生态的尊重与保护，尽量不改变地形和自然环境，以大面积草坪和树木为主，自然意境十分突出，使人们在运动的同时还能欣赏到优美的景致。

### 三、国外社区体育设施建设规划和发展目标

发达国家十分重视社区体育设施建设的规划，根据社区的发展由政府牵头，协调各部门关系，共同制订体育设施建设的规划和发展目标，通常以立法的形式，加以确认和保障。

### （一）德国"黄金计划"——社区体育配套设施建设

德国为推动社区体育中心的建设，改善国内群众体育设施匮乏的窘境，原联邦德国于1960年颁布了"黄金计划"，并制订了德国社区体育配套设施的标准和规范。其主要目的是聚集社会各界的财力支持，为社会各个阶层建立体育设施。该计划施行后仅仅10年就使德国的社区体育设施建设程度有了大幅度的提高。此外，德国政府还针对社区体育人口结构及体育项目特点，提出了《发展社区专项体育设施计划》，设立了体育设施计划专项体育设施。经过"黄金计划"的贯彻和实施，德国社区体育设施的数量和质量有了飞快地提升，如表3-2所示。

表3-2 实施"黄金计划"后德国社区体育设施的发展情况（单位：个/mD）

| 设施类型 | 1960年的设施数量（个） | 1960年的设施面积（n^） | 1976年的设施数量（个） | 1976年的设施面积（m?） | 1985年的设施数量（个） |
|---|---|---|---|---|---|
| 社区体育中心 | 32800 | 12690万 | 55100 | 20730万 | 64700 |
| 儿童游乐场 | 18500 | 1200万 | 42800 | 5925万 | 58000 |
| 室内游泳池 | 730 | 11万 | 2980 | 75万 | 4100 |
| 室外游泳池 | 3030 | 320万 | 3580 | 470万 | 8600 |
| 网球场 | 5300 | — | 16000 | — | 29200 |
| 跑马场 | — | | | | 4900 |
| 高尔夫球场 | — | | | | 130 |
| 壁球馆 | | | | | 3050 |
| 滑冰馆 | | | | | 246 |
| 射击场馆 | — | | | | 2389 |

## （二）日本的社区体育配套设施建设

日本在 20 世纪 60 年代初积极调整体育战略，大力发展社区体育发展计划。自 1961 年颁布《体育振兴法》以来，日本颁布的与体育场馆相关的法律法规基本上都是与建设社区体育配套设施有关的。日本的体育配套设施包括社区基本体育设施、户外体育设施和学校体育设施。1972 年日本文部省体育局制定了《体育场馆建设十年规划》（1972～1982），提出开展体育场馆配套建设，让更多的国民参与体育活动，并对不同人口规模的居住区和企业的体育场馆配套标准作了规定（见表 3-3、表 3-4）。同年，文部省体育局还出台了《关于普及振兴体育运动的基本计划》。

表 3-3　日本社区体育馆设施配套标准一览表

| 名称 | 规模（1 万人） | 规模（3 万人） | 规模（5 万人） | 规模（10 万人） | 备注 |
|---|---|---|---|---|---|
| 室外设施 | 1 个 | 2 个 | 3 个 | 6 个 | 棒球、垒球、足球 |
| | （10000m²） | （10000m²） | （10000m²） | （10000m²） | 田径综合场地 |
| | 2 个（1560m²） | 4 个（2200m²） | 6 个（2200m²） | 10 个（2840m²） | 网球、排球场地 |
| 名称 | 规模（1 万人） | 规模（3 万人） | 规模（5 万人） | 规模（10 万人） | 备注 |
| 室内设施 | 1 个（7200?） | 2 个（720m2） | 3 个（7200?） | 5 个（72011?） | 篮球、羽毛球、乒乓球场地 |
| | 1 个（220m2） | 1 个（300m2） | 1 个（300m2） | 1 个（400m2） | 柔道、剑道馆 |
| | 1 个（400m2） | 2 个（400m2） | 2 个（400m2） | 6 个（400m2） | 游泳池 |

计划重点提到了有关"设施的整合和充实、指导者的养成、资金的确保"等几个方面的问题，强调了以完善社会体育环境为核心，以社区体育设施建设为重点的发展社会体育的具体措施和标准。

1989 年，日本文部省保健审议会发表了《关于面向 21 世纪体育振兴计划》的咨询报告书，计划从"改善体育设施利用率""大众体育事业的完善""竞技体育的振兴"等几个方面强调了今后开展终身体育环境建设的具体措施，进一步完善了社区体育设施的标准。20 世纪 90 年代以后，受泡沫经济的影响，日本经济失去了往日的繁荣，降低了对群众体育的投入，这在很大程度上影响了竞技体育的发展速度。但是日本政府并没有减少对社区体育的资金投入，各级政府每年也要投入 7000 多亿日元用于社区体育各项事业的发展。同时为了适应社会的发展，1997 年，日本文部省又提出了《关于保持增进健康教育和体育振兴方案》这一体育振兴策略，对人生各个时期的阶段特点、增进体力的运动方法和标准等作了具体的说明，把社区体育近一步引入了科学化、系统化的发展阶段。

表 3-4　日本社区体育设施配套标准一览表

| 名称 | 设施功能 | 主要设施种类标准 | 主要附属设备 | 备注 |
|---|---|---|---|---|
| 社区设施 | 社区居民日常体育活动的就近设施，适用于体育俱乐部和体育节 | 多用途的运动广场（10000m²）；多用途球场（2200m²）；社区体育场（720m²）；柔剑剑道场（300m²兀游泳池（25m2、6~8 泳道） | 长凳、护球网、厕所、更衣室、夜间照明、洒水设备、娱乐室、健身室、会议室 | 1. 楼梯扶手要适合障碍者和老年者 2. 确保必要的空间照明和音响、更衣室 |
| 市、町、村设施 | 各种运动节、体育节、就近居民的日常体育活动 | 体育馆（300W），柔道馆、剑道馆（400m²）；游泳池（50 ~ 250m2、8 泳道） | 娱乐室、保健咨询室、交流室、会议室、研修室、观众席、夜间照明 | 市、町、村建设主要综合体育馆，应为市民提供保健服务 |
| 都、道、府、县设施 | 全国规模运动会、全国体育运动会的选拔、培养运动员 | 综合竞技体育设施，要达到公用标准、研修设施和情报中心设施标准 | 观众席、交流室、娱乐室、研修室、夜间照明、保健咨询室、资料室、住宿设施 | 体育设施、文化设施、饮食设施要有机联系起来 |

### （三）美国的社区体育中心与户外游憩场地建设

美国于 1980 年由卫生部制定了《关于增强健康与预防疾病的国家目标》，强调开展大众体育活动的同时，对社区体育设施建设也作出了具体的规定。美国的"健康国民"规划，对居住社区提出了明确的营建社区体育设施的要求及指标，并号召和鼓励所有政府部门与机构包括军事部门，无偿支持增进人民健康的活动。同年，美国国家健康中心又提出"AUU身体健康计划"，对社会各个阶层的体育锻炼提出了要求，并提出了体育设施配套要求。

美国的社区体育中心发展深受英国传统的影响。美国的社区体育中心依托一定人口规模的社区，多为多功能、多项目、多用途、简便实用、易于管理的室内外设施相结合的综合性体育场馆。在美国几乎所有的社区都有其社区体育中心。但是美国没有全国统一的社区体育中心建设标准，而是按照不同人口规模建设各自的社区体育中心。社区体育中心依照社区居民不同的兴趣爱好、年龄或者是特殊群体特点，开展丰富的室内外体育活动。有些体育中心还为本市的老年人免费提供晨练场所，并专门设计了适合老年人的锻炼项目。美国地方政府担负社区体育的行政管理职能，基层政府机构通常会设立公园与游憩委员会，再由该委员会指派几名职员去管理社区体育中心，管理社区的体育设施资源并组织居民的体育活动。社区体育中心的管理人员需要经常和社区居民代表以及相关社会组织所组成的社区咨询委员会进行沟通交流，定期调整社区体育中心的工作，更好地为居民提供体育服务。在美国社区体育设施体系中，公园和开放空间的体育设施占据重要地位。美国社区居民可以拥有的社区体育设施面积，具体为每1万人拥有1600千米的自行车、健身路径，每25000人拥有一个公共游泳池，每1000人拥有约16187平方米的游憩公园。这些指标均已完成。在1996年，美国国家游憩公园协会为保护开放空间，发布了公园、休闲、开放空间和绿色通道指南，并颁布了公园、绿色通道和开放空间的分类指标和建设标准。除此之外，国家游憩与公园协会还推荐地方按照服务层次标准建设不同层次的公园，包括迷你公园、街区公园、社区公园和区域公园。美国的区域公园介于社区公园和街区公园之间，其场地标准要求在区域公园内需要有各种功能单位。表3-5列出了美国区域公园场地标准，该表适合一系列游憩与运动设施。

表3-5 美国区域公园场地标准

| 美国区域公园场地标准 | |
| --- | --- |
| 设施 | 面积（mD） |
| 游乐设备区（学前儿童） | 1400 |
| 游乐设备区（大龄儿童） | 1400 |
| 表面铺设的多功能球场 | 7100 |
| 网球中心 | 4000 |
| 游憩中心建筑 | 4000 |
| 体育运动场 | 40500 |
| 高级儿童中心 | 7700 |
| 户外自由区 | 8100 |
| 射箭场 | 3100 |
| 游泳池 | 4000 |
| 室外剧场 | 2000 |
| 滑冰场（人工） | 4000 |
| 家庭野炊区 | 8100 |
| 户外教室区 | 4000 |
| 高尔夫球练习区 | 3100 |

### （四）英国的体育设施配套标准

英国的社区体育设施建设体系是以法律的形式规定的，既保证了城市体育资源的均衡配置、满足了人们户外活动的需求，又规定了具体的规模指标以便于操作实施。早在20世纪80年代中期，英国体育理事会制定了英国社区体育中心的基本标准（SASH），具体要求是25000人规模的社区需要增设一个社区体育中心，并能够开展10余项体育活动项目，如网球、羽毛球、篮球、保龄球、5人制足球、健身操、室内曲棍球、柔道、空手道、健身、舞蹈、网球、排球等。英国的标准社区体育中心包括两个层次，即乡村社区厅和社区体育厅。乡村社区厅可以开展体育活动，不仅能够为社区居民提供服务，同时也能为社区里的学校提供服务。社区体育厅的作用主要体现在专门开展社区体育活动，其内部规模通常用羽毛球场地大小来衡量，一般为 4~12 个羽毛球场地不等。英国理事会对不同规模的社区体育厅的功能都做了十分详细的规定①。

表 3-6　英国不同规模社区体育中心的功能设计一览表

| 体育设施 | 服务标准 | 负责机构 |
|---|---|---|
| 运动场 | 54000m²/千人 | 国家运动场地协会 |
| 自留地 | 2000m²/千人 | 村镇委员会 |
| 地区性室内体育中心 | 4万~9万人/座，每增加 50000 人加建 1 个，17m²/千人 | 体育总局 |
| 地方性体育中心 | 约 23m2/千人 | 体育总局 |
| 室内游泳池 | 约 5m"千人 | 体育总局 |
| 体育设施 | 服务标准 | 负责机构 |
| 高尔夫球场 | 1 个 9 洞单元/I.8 万人 | 体育总局 |
| | 在 2000 年建 700 个 18 洞球场 | 高尔夫球发展部 |
| 儿童游乐场 | 6000m2/千人 | 国家运动场地协会 |

### （五）新加坡——体育社团的积极合作

新加坡的社区体育设施比较完善，几乎每一片居民楼（当地称为祖屋）都配有供居民散步的小公园、露天篮球场或是网球场，有些社区还配有"居民联络所"，其中都设有体育设施。"居民联络所"经常会开设一些体育课程，比如瑜伽班，太极拳班，以方便附近居民学习。在各个主要区域都有体育馆、露天游泳池等，这些公共体育设施的规划和建设由政府统一管理，主管机构是体育理事会和社区发展及体育部。人们可以在公共绿地上踢球。此外，还有许多健身俱乐部和会员制的社区体育中心，深受当地年轻人欢迎。

新加坡的社区体育中心是大众体育的基本组织载体，大多数基层体育俱乐部往往以社区体育中心作为开展体育活动的基地。1975 年，由新加坡的体育理事会、教育部、国防部、园林署、康乐署和人民协会等 15 个部门联合制定

---

① 费加明著. 城市老年人健身生命质量特征及运动干预研究. 生活·读书·新知三联书店，2017.05.

实施了体育设施蓝图计划，决定在全新加坡修建 15 个社区体育中心，并规定 20 万人左右的居民区必须配有一个体育中心。其标准为一条跑道和一个运动场、一个游泳中心、户外健身站点、一个有氧运动影音室和办公室。多用途的室内体育馆可以开展羽毛球、排球、篮球、网球、乒乓球等活动。户外健身站包括类似公园环境中建立的慢跑和散步路径及太极拳、武术等健身点。其中，健身中心主要向居民提供设备齐全的主要包括降低体重与提高心肺功能设备的健身房；而有氧运动影音室向居民播放舞蹈以及有氧锻炼的影片和录像供居民学习。

在新加坡，许多地方体育协会、体育社团都设在社区体育中心内，体育协会、体育社团与社区体育中心共同安排俱乐部的活动。新加坡体育理事会每年都以 15 个社区体育中心为单位组织社区体育比赛，所有社区居民都有权参加。比赛分成不同年龄组，结果不完全依照比赛的结果来定，而是依据社区参加体育活动群体的广泛性来决定。此外，新加坡的各类社区体育中心、体育俱乐部经常开展针对社区居民的培训活动，以使社区居民能够形成健康的生活方式。社区体育中心开展的许多体育培训是免费的，其目的在于吸引更多人到社区体育中心参加活动。为了提高培训质量，新加坡许多社区体育中心都配备社会体育指导员和陪练员。社会体育指导员能够对参加健身活动的居民提供健身指导，也能够将新兴体育健身项目提供给居民。同时，社区体育中心也是开展国民体质监测的基地。新加坡体育理事会推行的"全国体能测试挑战奖"等体质检测项目主要是以社区体育中心为基地进行的。

## 第二节　我国社区体育设施及其建设标准

我国于 1995 年颁布的《体育法》和《全民健身计划纲要》中都曾经涉及社区体育的开展方式与组织机构的建立，并且《全民健身计划纲要》中还明确提出城市体育以社区体育作为工作重点，要充分发挥城市街道办事处的领导作用，积极发展社区体育这一新的社会体育组织形式。体育设施的缺乏是制约我国大众体育发展的关键因素。我国社区体育发展尚处于初级阶段，从我国体育场地的分布情况来看，真正被城市社区居民所利用的体育设施是非常有限的。相比发达国家而言，我国体育场地和设施数量少，质量低，服务于社区的体育场地和设施则处于匮乏状态。中国只有35%的社区居民利用较正规的体育场馆设施进行健身。

## 一、我国社区体育场地与设施的建设标准

### （一）社区体育场地与设施的规模和数量

我国城市社区体育场地设施的规模主要根据城市居住区规划结构形式的不同分为三个层次，即居住区级、居住小区级和居住组团级。因此，在规划设计社区体育场地设施时也分为这三种层次，要以满足社区居民的基本体育需求为主导，充分尊重我国的国情，特别注意集约与节约用地，不盲目追求高标准。在指标的具体措施中，根据2005年11月1日国家体育总局、建设部和国土资源部共同颁布并开始实施的《城市社区体育设施建设用地指标》以及《中华人民共和国建材行业标准》对居住区级、居住小区级和居住组团级人口数量的要求，得出了居住区各级体育设施的规模，如表3-7所示。

表3-7　城市社区体育设施分级配建表

| 区分级 | 居住区 | 小区 | 组团 |
|---|---|---|---|
| 项怔、 | 30000—50000m² | 10000—15000m² | — |
| 篮球场 | 3块 | 1块 | — |
| 排球场 | 1块 | — | — |
| 7人制足球场 | 1块 | — | — |
| 5人制足球场 | 2块 | 1块 | — |
| 门球场 | 3块 | 1块 | — |
| 乒乓球台 | 16~20个 | 6个 | — |
| 羽毛球场 | 6块 | 2块 | — |
| 网球场 | 3块 | 1块 | — |

| 区分级 | 居住区 | 小区 | 组团 |
|---|---|---|---|
| 游泳池 | 3个 | 1个 | — |
| 滑冰场 | 1块 | — | — |
| 室外综合健身场地 | 3块 | 1块 | 1块 |
| 儿童游戏场 | 9块 | 3块 | 1块 |
| 室外健身器材 | 3组 | 1组 | 1组 |
| 60—100米跑道 | 2块 | 1块 | — |
| 100~200米跑道 | 1块 | — | — |
| 棋牌桌 | 9张 | 3张 | 1张 |
| 健身房 | 3个 | 12个 | — |
| 台球桌 | 6~8张 | 2张 | — |
| 社区体育指导中心 | 3个 | 1个 | — |
| 体质监测中心 | 3个 | 1个 | — |
| 教室与阅览室 | 3个 | 1个 | — |
| 器材储藏室 | 3个 | 1个 | — |
| 室外用地面积 | 18900—27800m² | 4300—6700m² | 650—950m2 |
| 室内建筑面积 | 7700—10700m² | 2050—2900m2 | 170—280m2 |

## （二）城市社区体育场地与设施的建设类型与面积

为指导城市公共体育设施的建设，我国出台了《城市公共体育设施标准用地定额指标暂行规定》和《城市社区体育设施建设用地指标》两项规范。规范确定了体育设施服务的人口规模是设施用地指标和配件类型的依据。根据暂行规定，不同人口的城市建设不同级别的城市公共体育设施，以规模、用地面积和千人指标三项主要指标来确定体育设施的建设标准。社区指标亦是通过服务人口确定人均用地指标、人均建筑面积指标、体育设施类型和数量。

城市社区体育活动的基本项目包括篮球、排球、足球、门球、乒乓球、羽毛球、网球、游泳、轮滑、滑冰、武术、体育舞蹈、体操、儿童游戏、棋牌、台球、器械健身、长走（散步、健步走）、跑步等。少数民族地区应设置符合民族特点的城市社区体育项目，其面积指标可根据具体情况确定。需要开展其他体育项目的城市社区，可根据实际需要与活动特点确定面积规模。篮球场地可分为标准篮球场地与三人制篮球场地，其场地面积应符合表3-8的规定。

表3-8　篮球场地面积指标

| 项目 | 长度<br>（m） | 宽度<br>（m） | 边线缓冲距离<br>（m） | 端线缓冲距离<br>（m） | 场地面积<br>（m） |
|---|---|---|---|---|---|
| 标准篮球场地 | 28 | 15 | 1.5~5 | 1.5~2.5 | 560~730 |
| 三人制篮球场地 | 14 | 15 | 1.5~5 | 1.5~2.5 | 310—410 |

排球场地面积应符合表3-9的规定。

表3-9　排球场地面积指标

| 项目 | 长度<br>（m） | 宽度<br>（m） | 边线缓冲距离<br>（m） | 端线缓冲距离<br>（m） | 场地面积<br>（m） |
|---|---|---|---|---|---|
| 标准篮球场地 | 28 | 15 | 1.5~5 | 1.5~2.5 | 560~730 |
| 三人制篮球场地 | 14 | 15 | 1.5~5 | 1.5~2.5 | 310—410 |

表3-10　足球场地面积指标

| 项目 | 长度（m） | 宽度（m） | 缓冲距离（m） | 场地面积（n?） |
|---|---|---|---|---|
| 11人制足球场地 | 90~120 | 45~90 | 3~4 | 4 900~12 550 |
| 7人制足球场地 | 60 | 35 | 1~2 | 2300—2500 |
| 5人制足球场地 | 25~42 | 15~25 | 1~2 | 460—1340 |

除此之外，两项规范中还以具体图表的形式规定了门球、乒乓球、网球、羽毛球、游泳池等室内外项目的场地面积。武术、体育舞蹈、体操、儿童游戏等运动项目可合并使用一处室外综合健身场地，每处室外健身场地的面积不应小于400平方米，不得超过2000平方米。城市社区体育的配套设施分为服务设施和管理设施两大类。服务设施包括更衣室、小型餐饮、器材租售等，其数

量与所占面积也分别有具体规定。管理设施包括社区体育指导中心、社区体育俱乐部、体质监测中心、教室与阅览室、器材储藏室等，也根据城市社区体育设施用地规划规定了其用地面积范围。

二、我国社区体育设施

2005 年开始实施的《城市社区体育设施建设用地指标》，完善了我国社区体育设施建设的具体功能、类型和规模标准。同时，我国对不同层级的社区体育设施用地作了详细规定，但其配套设施还未做具体定量的要求。

我国于 1995 年开始实施《全民健身计划纲要》，增加体育锻炼设施是该计划的一个重要内容。近年来，为了适应全民健身运动的发展，全国各地通过政府投资、体彩筹资、社会集资等各种方式新建了许多社区体育休闲健身设施，这其中包括大量的"全民健身园地""健身路径"等工程。近些年来体彩公益金在城市社区、公园、广场和乡镇农村援建了全民健身路径 22261 条。许多地方政府都把全民健身工程列为"为民办实事"的内容之一，各地体育行政部门利用本地体育彩票公益金进行了社区体育设施建设。短短几年的时间里，路径工程从城市社区发展到农村乡镇。从第四批路径工程开始，已经有少量建在农村乡镇，以后逐年增多。

第一批到第四批"健身路径"的建设模式大体相同，内容主要包括：

（1）在社区中建一处（或两处，总面积相同）1000 平方米以上的室外体育场地，供群众开展晨练、健身操舞，扭秧歌等群体活动；

（2）健身项目包括：中国成年人体制测定器材，儿童综合活动器械，综合健身器械，门球、篮球、排球、羽毛球、乒乓球、综合健身、活动器械，一块以上球类或游泳、棋牌、健身、健美操等运动的场地设施，小篮板、排球、羽毛球、小足球场地和相应的设施。

第五、六批"健身路径"工程按四种模式进行建设：

（1）在城市社区和农村乡镇配建项目：至少配建一条健身路径及乒乓球台、小篮板等体育器材，铺设一条鹅卵石健身路，修建一处可供群众进行拳、操、舞活动的健身场地或是一个简易标准的进行球类、游泳等活动的体育场地或建筑面积在 100 平方米以上的室内健身设施。

（2）健身广场配建项目：在城市街心广场或具有一定规模的公共场所（该场所可供群众进行晨、晚间的健身活动）配建 40 件以上适合不同人群的健身器材，也可视情况铺设鹅卵石健身路。

（3）公园配建项目：在公园配建 35 件以上适合不同人群的健身器材以及室外乒乓球台、小篮板等体育健身器材和鹅卵石健身路等。

（4）城市社区中的"体育俱乐部""体育会所""邻里中心"这类较具规模的综合性场所附属的体育娱乐设施。

目前，发展较为迅速的是社区体育中心、社区体育俱乐部和社区体育会所等可满足社区多层次体育需求的体育设施。

## 第三节　我国社区体育设施建设的未来发展

### 一、开放学校体育设施

学校体育是学校教育的重要组成部分，学校体育设施是提高学校体育教学质量、促进学生身心健康发展、加强学校素质教育的有力物质保障。另外，学校体育也是我国体育事业的重要组成部分，同样肩负着提高国民素质、实现全民健身战略的重要任务。社会（社区）虽然缺乏体育场地等资源，却又具备政策倾斜和补贴资金等优势资源；而学校相对于社区来说拥有较多的体育师资、体育设施等资源。所以，如果学校将自己的闲置资源去为社区所用，与社区加强联系，形成资源共享，不仅可以提高学校现有资源的利用效率，还可以从社区获得更多体育乃至其他办学资源；而对于社区来说，学校体育设施的开放无疑会增加全民健身资源，为满足群众多样化的体育锻炼需求提供重要途径。可见，学校体育设施与社区全民健身资源实现优势互补具有重要的现实意义。为此，政府应进一步规范对学校体育设施资源向社会居民开放的管理力度，对向公众开放体育设施的学校给予支持，为向公众开放体育设施的学校办理有关责任保险，扩大各类体育设施的利用率、开放率，形成各类体育设施的合理布局。互为补充、面向大众的网络化布局，也是未来我国城市社区体育设施建设的一个重要方向。

## 二、开放我国大型体育场馆设施

大型体育场馆是我国体育事业发展的重要物质基础和体育产业的重要物质载体，它承载着运动竞技体育、运动训练和大众体育三大功能。新时期以来，政府投入了大量资金，用于大型体育场馆设施的建设，使得我国大型体育场馆的数量急剧上升。但是，城市大型体育场馆投资规模大、资金回收周期长、利用不合理等特点严重制约了大型体育场馆的使用效率和相应的获益。与城市社区体育设施匮乏的现状相比，城市大型体育场馆的数量多、利用率低，形成了鲜明的反衬，恰好为解决我国城市社区体育设施不能满足居民体育需求的问题提供了重要的解决途径——加大开放大型体育场馆设施的力度，实现资源有效配置。目前，我国多数大型体育赛事场馆存在赛后零利用率、对外开放率低、资源浪费严重等问题。大型体育场馆是为大型体育活动而修建的，它的主要功能当然是开展体育活动和体育竞赛。当大型比赛结束后，留下了开展体育竞赛活动所必需的全套设备。随着全球各界对场馆利用研究的深入以及现代科技水平的提高，大型体育赛事场馆对外开放，为社区开展大众体育活动提供了得天独厚的优势，既提高了大型体育场馆的利用率，增加社会效益和经济效益，又能有效支持社区居民开展丰富多彩的体育活动，促进我国全民健身事业的积极发展。

## 三、健全社区体育俱乐部服务

社区体育俱乐部是面向社区全体居民进行服务的公益型社会组织，也是我国全民健身战略的目标之一。目前，我国的社区体育俱乐部建设才刚刚起步，与发达国家的社区体育发展相比还存在较大的差距。我国当前的体育俱乐部建设正处于试点运行状态，存在资金来源短缺、俱乐部法人主体不明确、硬件设施配套不齐全等问题。为了促进我国社区体育建设的发展，社区体育俱乐部必须具有自我造血功能，通过收取会费、场地租赁、培训费以及开展相关的经营活动等方式开发资金链，并应积极寻求企业、社会赞助。我国的社会体育资金中，政府投入占34.90%，单位自筹占53.90%，社会捐赠和体育彩票公益金仅占1.02%和1.90%，这反映出我国社区体育资金来源的单一，进行融资发展迫在眉睫且潜力巨大。另外，还应实施法人制，明确俱乐部的主体地位，明确其权利和义务，以促进社区体育健身俱乐部的良性发展。在体育俱乐部的硬件设施配套方面，我国体育场馆应以综合型社区体育健身场馆建设为主，以开设多样化体育活动为目标，应具有球类馆、游泳池、功能健身房、网球场、游戏室、更衣室、会议室、阅览室等，并以法令、法规的形式规范社区体育健身俱乐部的场地、配套设施标准。社区体育健身俱乐部的服务对象为社区全体居民，在社区建设上应进行良好规划，划分出生活区、运动区、功能区等，可在各体育活动场所间设置健身路径、休闲娱乐区、儿童游乐场及生态公园等景观设施，以兼顾到社区锻炼的男、女、老、幼；并可在社区体育俱乐部中设置一卡通设备，会员持卡可使用任何体育设施进行活动、参加体育培训，并可享受健康咨询、健身项目指导、运动处方个性化制订、体育锻炼监督以及体力、体质免费测评等多项服务。利用多样化的服务、一条龙式的服务体系，一定可以吸引更多的社区居民参加到社区体育健身俱乐部中来。

## 四、我国社区体育设施建设与发展的未来

社区体育配套设施是开展社区体育活动的物质基础，同时也是社区完善建设和完善社区居住环境不可缺少的必要方面。发达国家的社区体育设施配套建设丰富，活动多样。包括社区体育中心、户外游憩场地、社区体育俱乐部、学校体育设施在内的社区体育配套设施资源，大大提高了体育设施的使用效率，并在很大程度上满足了社区居民的体育需求和精神需求。发达国家社区体育配套设施的发展得益于政府制定相关政策法规、大力建设并修缮社区体育设施和积极提供财政保障等措施，此外，还得益于社会组织、企业赞助和公众的支持。目前我国社区体育正处于备受关注与起步发展的阶段，政府在社区体育配套设施建设方面虽然也给予了财政和政策上的支持，但是现今我国社区体育设

施仍然存在数量严重匮乏、设施类型稀缺、管理不善、破损严重等问题,不能满足社区居民的体育运动需要。

### 五、政府主导的社区体育配套设施资源建设

在美国,几乎所有的社区都有社区体育中心,但是美国没有全国统一的社区体育中心建设标准,而是由各社区按照不同人口规模建设各自的社区体育中心。社区中心依照居民不同的兴趣爱好、年龄或者特殊群体特点,开展室内外丰富的体育活动。美国地方政府负责社区体育的行政管理职能,基层政府机构通常会设立公园与游憩委员会,再由该委员会指派几名职员去管理社区体育中心,管理社区的体育设施资源以及组织居民的体育活动。除此之外,美国地方政府大力支持体育私人俱乐部和公益型社会组织的发展,比如美国男青年协会、美国女青年协会等,这些组织的体育场地与设施都向俱乐部开放。公益事业型的组织还会无偿或低价向雇员或社会开放场地与设施资源。日本为了动员社会力量支持体育设施的建设,积极提高对社区体育配套设施的资助力度,通过建立"体育设施建设的低利贷款制度"对民间企业进行体育场馆建设给予一定的财政和金融支持。除了基本的社区体育配套设施之外,日本政府还在户外城市公园为社区居民建设社区体育设施,进一步扩展了日本社区居民的体育运动空间。由于经济高速发展导致的工业化和城市化带给人们很大的心理压力,日本很关注户外运动设施的建设和发展,斥巨资修建滑雪、高尔夫等大型户外互动区,用来推动日本户外运动的发展。结合世界主要发达国家社区体育配套设施的建设及发展思路,我国政府在出台一系列城市社区体育配套设施建设标准之余,要发挥政府的宏观调控手段,加大对城市社区体育配套设施建设的资金投入力度,鼓励民间投资,拓宽社区体育投资融资渠道。此外,还要进一步改进和完善城市社区体育设施的管理制度,做到城市社区体育设施有专人监管、有专人维护、有专人指导,逐步满足城市居民日益增进的体育运动需求。

### 六、老年体育与健康管理的发展态势

### (一)社区老年运动与健康管理系统

随着生活水平的不断提高,人们越发关注自身健康。如何满足人们日益增

长的健康需求，提高预防疾病和自我保健的能力，是我们未来持续关注的问题。现代人经常看到的"运动缺乏综合征"与不良的生活方式密切相关。健康管理就是运用现代信息技术和医疗技术，在健康保健、医疗的科学基础上建立的一套完善、周密和个性化的服务程序，通过维护健康、促进健康等方式帮助健康人群、亚健康人群及疾病人群建立有序健康的生活方式，降低风险状态，远离疾病。因此，定期对自身和家人进行主动的健康管理，自然成为人们高度重视的议题。针对这一问题，应开发研制运动与健康管理系统，采用计算机进行系统化测试、评估，统计分析并制定各种运动、营养、心理、行为处方并进行综合管理，从而达到科学健身、预防疾病、增强体质、提高生活质量的实效。

社区老年运动与健康管理系统指标依据国际、国内权威组织机构制定的各类综合健康测试量表，包括日本（新体力测定）、美国和欧洲共同体的体力测定标准及国家体育总局颁布的国民体质测定标准、中国食物成分营养标准等，编制建立了运动与健康管理以及各类运动、营养、心理、生活方式干预处方及运动与健康教育百科知识综合管理咨询系统。运动与健康管理系统包括八个功能模块：第一类为健康管理档案（既往病史、实验室检测、影像检测、综合干预）；第二类为国民体质测定标准评分（老年评分系统）；第三类为营养处方、运动处方；第四类为健康心理测评（自信力、应激度、压力感、抑郁症、SCL90、心理健康状况测试等）；第五类为人体活动能量测定（国际体力 ADL 能量测试、增减体重法、常见体育运动项目能量消耗量标准及计算法）；第六类为保健学应用（健康知识、生物学年龄、脑老化、心理衰老、衰老综合、寿命变量因素、生命质量、疾病危险度的预测、急救学、护理学、药物学、诊断学等）；第七类为人体测量学（人体测量学生理生化标准手册、常用体育测量评价应用软件、普通人体育锻炼标准评分、健身方法与手段等）；第八类为身体成分（疾病运动、营养处方，健身房各类处方，办公、社区及家庭健身房系统等）。

（二）老龄化健康市场

健康市场（健康体检中心、健康咨询科技发展公司、健康体检与健康管理软件技术开发公司、健康管理公司等）服务机构的现状表明，中国的老龄健康市场尚处于雏形阶段。我国老年人的整体购买力正在不断提高，消费观念开始转变，对老年用品市场的需求越来越大。

老年人的需求正随着社会进步和文明程度的不断提高而不断细分和扩大，并且随着社会化和市场化的养老观念、消费观念的不断更新，老年人的需求层次也越来越高，他们不再仅限于基本的需求，还将追求个人发展和享受方面的需要。另一方面，老年人的身体状况、消费习惯、兴趣爱好与其他群体有明显不同，这决定了他们在衣食住行、咨询、文化娱乐等各方面的消费都有独特的需求，这都无疑是老龄产业发展的强大驱动力。而投资者对老龄市场这一不断攀升的发展前景认识不足，无论是针对产品的设计研发还是生产销售都存在着认识上的误区。企业一般认为老年人对价格过于敏感，老年产品利润低，老年产业属于微利行业，因而不敢进入。而由于老年人多为理智型消费者，其消费行为不易受到广告宣传等诱导性因素的影响，加上企业缺乏对老年群体的内部结构、需求层次的深入调查和恰当的营销策略，因而在投资老龄产业时，其产品和服务大都模式雷同、缺乏特色，难以提供真正满足老龄市场需求的产品和服务，难以获利。虽然老龄市场的需求量巨大且具有微利性，但老龄产业的市场性与企业追求利润并不冲突。只要企业在做好市场调研和市场分析工作的基础上，能够提供真正适合老龄市场多层次需求的产品和服务，其利润空间也是十分可观的。

根据老年健康市场的属性将老龄产业细化分类，可将其分为非竞争性行业和竞争性行业。老龄产业的非竞争性行业，如老年社会保障、老年公益服务设施建设、特困老年救助等，不以营利为目的，而是偏重于社会利益，具有公共性和外部性特征，因此政府应负责提供供给。而以盈利性为主的竞争性行业则由市场提供供给。因此政府应制定相应政策，发挥引导和推动作用，形成一套以政府间接调控为指导，以市场机制为主要资源配置手段的老龄产业管理体制和运行机制，重点培育、引导和完善竞争性行业的需求市场，给予相关企业必要的财政投入、税收优惠、费用减免和其他特殊照顾，以扶持当前弱势的老龄产业。

老年健康产业可与其他产业不断紧密结合，如信息技术、物流等，充分发挥老年健康产业联动效应。国家应不断增加资金投入，加大研发力度，促进老年健康产业与生命科学、信息技术、新材料、新能源以及生物制药等产业的有机结合，不断研发新产品，以促进老年健康产业的发展与兼并重组，促进其规模化和集群化发展。

### （三）老龄化物联网健康管理

物联网是"物物相连的互联网"。通过射频识别（RFID）、红外感应器、全球定位系统等信息传感设备，按约定的协议，可以把任何物体与互联网相连接，进行信息交换和通信，以实现对物体的智能化识别、定位、跟踪、监控和管理。如东南大学移动通信国家重点实验室研制推出了基于物联网技术的智能健康监护系统，可以实时采集人体的身体参数；益体康科技公司致力于发展新型数字医疗健康终端设备及整体解决方案，推出的系列硬件产品及整合方案已成为构建健康物联网应用的重要组成部分。

医药卫生类信息系统的发展较快，包括医院信息系统、临床信息系统、护理信息系统、城镇居民卫生保健信息系统、医疗养老保险信息系统等。在老龄化社会到来之际，传统的医疗服务程序已经不能满足现实的要求。建设好的医药卫生信息系统，首先必须改善原有的医疗服务程序。由于有效劳动力快速减少、社会总体赡养能力严重不足，病人承受不起到医院就诊的昂贵费用（物质上和人力上的双重费用）。由于医院数量和覆盖面积的不足，医务人员上门服务也很难实现。这就要求医疗卫生的主管部门将过于集中的医疗卫生资源重新布局，运用物联网技术大量增加服务网点，使得老龄化社会条件下，人们能够享受到方便快捷的医疗服务，从而解决有效劳动力和社会赡养力不足的问题。

智能医药箱由传感器、无线通信、RFID 阅读器、控制系统、人机交互等模块和箱体部分组成。传感器模块提供可用于测量体温、心率、血压的常规传感器，还可根据需要选配其他专用传感器。无线通信模块用于将传感器模块采集的体征信息传送到医院或社区护理中心，它减少了老人去医院检查耗费的体力开销和经济支出。老人在医院就诊后，医生所开的每一种药品均会被配上一个 RFID 标签，标签中除了记录药品名称信息外，还记录药品用法用量和服用时间，并将检测体征和下次复诊的时间要求等医嘱信息也记录到一个专门的 RFID 标签中。老人回家后，将 RFID 标签和药品放入智能医药箱中，RFID 阅读器可以读取并存储 RF1D 标签中的信息。每到医生要求的服药或检测时间，智能医药箱就会发出语音通知，同时人机交互屏幕上也会显示要服用的药品名称、用法用量或检测体征项目的信息。老人拿取药品后，可再由 RFID 阅读器读取药品所附的 RF1D 标签，如果拿错药，则给予提醒。

远程看护系统是借助无线网络摄像机和传感器建立的，它可以解决子女和社区不能及时了解老人状况的难题。远程看护系统包括网络摄像机、各种无线传感器、报警系统、控制系统和客户端等组成部分。网络摄像机安放在老人居住场所的合适地点。网络摄像机可以支持单向或者双向语音和视频交互，也可以设置隐私保护区域。系统可以连接检测烟雾、红外线、煤气、一氧化碳、温度等信号的传感器。摄像机和传感器采用无线连接方式与控制系统进行通信，减少了传统的有线监控方式在线路施工方面的困难。控制器将现场采集的视频图像、语音信息及其他数据经过数字压缩后，进行本地存储并通过网络进行传输。子女和社区服务人员通过身份验证之后，就可以在任何地点通过客户端（网络浏览器）了解老人当前的生活和居所状况。当发生盗窃、煤气泄漏、火灾等安全事故时，报警系统可以与警方报警系统联动，及时发出报警信号。

智能食品采购系统由智能冰箱、智能米桶和超市采供系统等子系统构成。年迈体弱的老年人在日常生活中进行采购食品时，偶尔会遇到困难。构建智能食品采购系统，有助于为老人解决生活中的这一难题。智能冰箱内置了 RFID 阅读器、处理器和触摸显示器等部件。RFID 阅读器读取放入冰箱的食品的 RFID 标签，获知其名称、数量和保质期，并显示在显示器上。智能冰箱根据冰箱中所存食品的信息，以内置的菜谱和营养学知识为分析基础，推荐合理的食品搭配，老人也可通过触摸显示器查询食品的烹饪方法。智能米桶带有防蛀和防霉功能，不仅可以根据老人的需要自动计量出米，还可以自动称出米桶中剩余大米的总量。当食品的数量不足时，智能冰箱和智能米桶可根据老人需要自动向超市采供系统发出采购信息，超市供货人员主动将食品送到老人家中。

### （四）老龄体育与休闲市场

全民健身的一个重要目标就是推动老年人强身健体、康复防病、消遣娱乐，进而使老年人延年益寿，幸福安康。体育是老龄化社会提高国民健康基础、缓解医疗支出压力的重要调节器。在老年体育消费的逐渐兴起和不断发展过程中，形成了不同的消费群体。老年人体育消费是老年人追求健康、文明、乐观的生活方式的体现，是现代都市老年生活消费中重要的组成部分。

老年体育市场是体育产业的一部分，发展老年体育产业必须以体育市场为基本流通渠道、遵循市场经济规律、发挥市场的作用，对各类有关资源进行优化配置，真正实现以市场机制来运作老年体育事业。在市场经济的条件下，产业的发展首先取决于市场发展的走向。认真考察老年体育消费市场的基本走向，寻找老年人体育消费市场存在的问题，探索改革发展对策，积极培育和建立一个统一开放、竞争有序、规范健全、发展完善的老年人体育消费市场，有利于丰富老年人的体育生活，实现健康老龄化社会；促进老年体育产业发展，推动银发经济形成；推进老年人体育消费市场发展，实现商业价值和老年健身；促使体育企业制订相应的营销组合策略，增强企业竞争力；有利于政府管理部门制定相关政策，提高管理服务水平。

老年体育的开展能促进体育消费水平的提高。体育商品市场包括劳务市场和物质产品市场。老年体育的发展对体育物质产品市场的消费起着很大的推进作用。随着物质生活水平的提高，老年人在体育方面的消费也逐渐提高，在体育物质消费水平方面也呈现高层次的现象。一方面大部分老年人有一定的经济基础，愿意花钱去购买自己喜爱的运动器材和运动服装等商品；另一方面，儿女们为了满足自己父母的身体娱乐需要，也会为他们花费一定的资金购买运动器材。老年体育的发展，是推动体育消费的一股潜在力量，它对运动服装和运动器材，特别是体育保健药品等行业的发展起着积极的推进作用，还能够增加社会就业机会，减轻社会劳动就业的压力。

老年体育健身活动正在强有力地推动着大众体育事业的蓬勃发展。据《中国社会体育现状调查结果报告》统计，中国体育人口中占比例最高的为年龄在71~75岁的老人，占该年龄段总人数的46.1%。随着今后我国老龄化程度日趋严重，老年人口进一步增长，老年人在大众体育中的份额将会更大，成为大众体育主流人群。全社会良好的体育健身氛围对老年大众体育的发展会起到重要的作用，老年体育健身活动将对各个年龄群体的体育健身活动起一定的示范作用。老年休闲生活具有独有的特征与社会价值。在西方休闲学者的研究中，首先关注到的是老年休闲生活的具体问题，如在几代人共同参与的活动中哪些休闲方式会更受老年人的欢迎，老年游憩中心设置的密度多少为宜，老年志愿者参与哪些活动更好，老年人如何通过休闲活动参与社会，在哪里能找到安全的停车场，退休社团组织如何安排老年人的休闲活动，如何设置休闲场所的休息室和饮水处以使老年人得到便利，公园管理如何适应老年人的休闲需要，游乐园应发生什么变化，哪些休闲活动将步入低谷，而哪些则会更受欢迎等。

在未来的几十年，我国人口老龄化的速度将越来越快，老年休闲的问题将日益突出。如何认识休闲在老年阶段的价值？老年人通过什么获得价值？老年人群体对促进人文文化发展、调整社会人际关系能做出什么贡献？这也许是理论层面需要解决的问题。但在实践层面也有许多问题亟待思考。政府以人为本的管理理念在面向老龄人口的服务中如何得到切实的体现，针对老年人的文化政策、教育体系、公共服务设施及老年人参与社会的平台要如何搭建，老年人休闲度假产品与市场的开拓，这些都值得我们认真对待。同样，如何从西方老年休闲学的研究成果中获得有益的经验与启示，也值得我们认真探索。毫无疑问，老年休闲应作为一个重要问题尽快纳入中国各级政府和组织的议程，老年休闲问题也应当成为休闲学和老年学研究的重点课题。

（五）机构养老服务管理

在我国，家庭的养老功能正在逐渐衰退。随着老龄化进程的进一步加快，会有更多的老年人需要得到生活照料和医疗保健服务。为了解决这两个问题之间的矛盾，建立适量的养老院、护理院等养老机构，设法满足那些生活无法自理且家庭成员无法为其提供照料、护理服务的老年人，是完全有必要的。从我国目前的情况来看，养老机构主要有养老院、老年公寓、托老所、老年护理院、敬老院等。机构养老是指依靠国家资助、亲人资助或老年人自助，将老人集中在专门为其提供综合性服务的机构中养老的模式。与传统的家庭养老及社区养老相比，机构养老既可以分担家庭养老的功能，又能为不同身体状况的老年人提供个性化服务。

机构养老由于其服务的专业化受到一部分老年人的青睐，特别是那些生活无法自理、需要长期照料的高龄老人。然而养老机构普遍存在着收费偏高、缺少精神慰藉等缺点，且养老机构有限的床位供给无法满足快速增长的老年人口。国务院办公厅在社会养老服务体系建设规划中将机构养老定位从"补充"上升为"支撑"，凸显了其在我国养老服务体系中的地位。

我国积极推进医疗与养老相结合，推动医养融合发展，强调在养老服务中加强医疗卫生服务支撑。为迎接 21 世纪的挑战，WHO 指出 21 世纪医学发展趋势已由"以治病为目的对高科技的无限追求"转向了"预防疾病与损伤，维持和提高公众健康水平养老机构应适应现代医学发展的客观要求，以老年人的健康为中心，努力为老年人谋福祉，为实现健康老龄化贡献力量。

（六）发展第三产业的老年人力资源

国内关于老年人力资源开发的研究已经有一定的成果。学者们主要从人口学、经济学、社会学等宏观视角对老年人力资源开发的必要性和可行性进行了分析，但是对组织情境中老年人力资源开发的关注则相对缺乏，并且已有研究多是定性分析，缺乏实证研究。组织是老年人力资源最直接的运用和开发主体，组织如何更好地对老年人力资源进行运用和管理关系到老年人力资源开发和利用的直接效果。事实上，目前很多组织已存在各种返聘员工，且面临着如何进行有效管理的困境。而对组织情境中老年人力资源开发理论研究的不足，在某种程度上已经阻碍了组织对老年人力资源的有效开发和运用。2013 年，《中共中央关于全面深化改革若干重大问题的决定》曾提出，要积极应对人口老龄化，加快建立社会养老服务体系，发展老年服务产业；要用一种更加积极和具有建设性的态度来认识老龄社会。老年人力资源开发则是其中的核心问题，并成为解决其他人口老龄化问题的基础和条件。

第三产业的发展要为满足人的更高水平的物质生产需求提供便利和支持，要为人们的更高水平的生活方式提供产业化支撑，要为人们不断提升生产生活方式提供能够实现可持续发展的科技与环境支撑以及组织和管理保障。第三产业的发展有其内在的客观发展规律。纵观国内外第三产业发展的历史变迁，可以将第三产业发展的规律简要概括如下：首先，生产的产业化是顺应生产的规模化、产品的商品化、交换的市场化以及管理的专业化等方面的要求产生和发展起来的。产业发展的高级形态是服务（包括生产性服务业和生活性服务业）的产业化。其次，各类产业发展的出发点和落脚点在于满足人的需要。再次，不同产业满足人的不同层次的需要。随着三次产业的不断发展，第三产业更多地侧重服务于人的全面发展，包括人的教育、医疗、社会保障和生活服务等方面。最后，三次产业的发展并不是孤立的，而是相互补充、相互支撑。特别是第三产业的发展不能脱离第一、第二产业的发展实际而盲目发展。

第三产业的兴旺发达是现代文明社会的一个重要特征，它是最能容纳劳动力的产业，也是最能吸收老年劳动者的产业。发达国家把兴办第三产业作为解决就业问题的重要手段，认为其对老年人就业具有积极而现实的意义。据前面的统计资料分析，我国老年在业人口主要集中在第一、第二产业，第三产业所占的比重很低，这与我国老年在业人口的市、镇、县分布有关系。在农村，老年人只要身体许可，一般均参加劳动。这种"自然就业"状况极大地限制了老年在业人口的产业结构转移，使其在第三产业所占比重的变化极为缓慢。我国第三产业的发展为集中在第一产业的老年在业人口向第三产业转移提供了可能。随着经济的发展及城市化水平的提高，会有越来越多的农村老年人口在第三产业就业。第三产业的发展也为城镇老年人口再就业提供了更为广阔的前景。目前，城镇老年人口再就业还具有很大的潜力。发展适合老年人的第三产业，诸如餐饮、服务、环卫、传达、仓储、保管、停车场等，是促进城镇老年人口就业和老年人力资源开发的有效而直接的途径。

国外鼓励老年人参与社会活动。如英国老人除了参加志愿性慈善机构外，不少人退休后还开创新事业，如办咖啡馆、小饭店或者做企业顾问、开办咨询公司等。

（七）老年护理与健康服务业

我国目前的老年照料形式主要有五种，分别为护理院照料、养老院照料、居家养老、家庭养老、家庭病床照料。护理院是集疾病预防、治疗、照料和临终关怀为一体的照料机构，在随时为老年人提供医疗救护和临终关怀的同时，可以配合向他们提供日常的康复治疗、生活照顾、健身娱乐等服务，适合重度不能自理且患病正在接受治疗的老人。养老院不具备复杂的医疗服务设施，只为老年人提供简单的医疗照料和全方位的日常生活照料，适合无病或不需要复杂医疗照料，且无家人照护的重度不能自理老人。居家养老以家庭为核心，以社区为依托，为居住在家的老年人解决日常生活困难，包括门诊服务和日托服务两种形式，前者由经过专业训练的服务人员上门提供照料务，后者则是老人白天到社区老年服务中心接受照料，晚上回家的照料方式。居家养老适合处于轻、中度不能自理状态，无家人照护，无病或所患病种和严重程度不需要医疗照料的老人。家庭养老是传统的照料手段，其关键是家人能够提供照料，适合处于轻、中度不能自理状态，无病或者所患病种和严重程度不需要医疗照料的老人。家庭病床主要提供医疗护理，由医疗机构向需要照料的老人提供上门服务，适合处于轻、中度不能自理状态，有病需要治疗的老人，主要作为其他照料手段的补充。

我国广大农村地区特别是中西部欠发达地区的卫生资源相对短缺，医疗机构和医护人员的数量和质量都远不能满足老年人日益增长的医疗和保健需求，2013年出台的《国务院关于加快发展养老服务业的若干意见》提出，要统筹利用各种资源促进养老服务与医疗、家政、保险、教育、健身、旅游等相关行业的互动发展，探索医疗机构与养老机构合作的新模式。医疗机构、社区卫生服务机构应当为老年人建立健康档案，建立社区医院与老年人家庭医疗契约服务关系，开展上门诊视、健康查体、保健咨询等服务。有些学者在研究中发现，农村老年人口的健康服务需求没有得到合理满足。健康服务是农村老年人首要的保障需求，政府和社会应在多方面采取措施，建立健全农村老年健康服务体系。老年健康服务问题需要从立法保障及资金有效管理、创新社区服务方式、建立疾病综合认知观、支持公私合营产业等方面进行宏观的政策考量。

社区是老年人的主要活动地区，因此应在社区专门开展针对老年人的健康服务，建立系统、完善的社区服务体系，实现老年人社区第一服务站的目标，为老年人提供日常生活及医疗卫生等方面的服务，提高老年人的生活质量；建立社区医疗和社区护理方面的专门服务机构，形成具有一定规模的社区医疗、护理体系，提供如常见病防治、定期体检、健康咨询、卫生保健等服务，以满足老年人日常生活的需要。政府应高度关注老年健康服务的需求问题，重视养老保健工作，对社区投入足够的卫生资源和医疗支持，保障社区服务顺利有效地开展。

### （八）老年运动与健康管理跨学科研究

科学学科发展的主要标志是学科创新及新学科的创建。现代科学学科体系中，跨学科迅猛发展，其中跨学科研究法起着十分重要的作用。体育已涉及社会教育、经济、文化、生物等各个领域，体育与其他学科的交融会更为密切。新学科不断涌现，体育学逐步由过去的单学科发展成为多学科的知识体系，其研究领域的广泛性和解决问题的复杂性已成为现代体育研究的显著特征。而在体育研究中人们深深认识到，单靠个人的力量或仅靠单一学科在短时间难以攻克复杂的体育科学难题，而唯有通过跨科学研究，组织跨学科研究团队，才最有可能攻克大的跨学科问题。

根据联合国对健康的定义，器官健全、运动协调、膳食平衡、心态积极是人类健康的四大主要指标。这四大指标组成的健康体系通过健康周期与健康产业进行物质与能量交换，并转移和创造了健康存量，产生了各种形态的福利效应。医疗、康复护理、保健与预防、完全健康四个发展阶段的"健康周期"和相应的医疗产业、非医疗产业、健康管理产业以及生命科学产业可以适应不同群体的消费需求，维持或改善人的健康状况。

西方主流经济学派利用"成本效益"方法研究健康投资，认为健康干预会预先产生花费，但这些花费能节约将来大量的医疗保健资金。在发达国家，利用科技手段提高健康投资效益是一种明显趋势，这种趋势与生命科学发展的轨迹趋于一致。鉴于此，美国科学院专门成立了由相关著名社会和自然科学家组成的评估社会经济、行为和遗传因素的交互作用对健康影响的委员会，以加强健康领域的社会和自然学科的交叉研究。目前国内外学术界对于健康问题的研究正逐步从医学、生物学和健康学等自然科学向经济学等人文社会科学方向拓展，形成了人类健康领域的跨学科研究框架。

（九）老年运动与健康管理人才的培养

在许多经济发达国家，老龄工作已成为一种职业。从事老龄工作的人员需要接受系统的长期教育或短期的职业培训与教育。各类大学、学院和社区性大专学校均开设了各种有关老龄工作的课程，以开展从短期培训班、职业培训班教育到系统的大学生和研究生教育。在老年健康服务人才培训方面，起步较早的是美国。20 世纪 70 年代前后，美国的各类大学、学院就在本科生中开设老年学课程，紧接着研究生班、研讨班、培训班等也大量涌现。至 1976 年，美国开展老年健康服务专业的学校有 1275 所，其中 27% 为大学，29% 为四年制学院，33% 为社区大专学院，其余为函授或职业学校。经过近 40 年的发展，美国以大学教育为主，以培训、函授等方式为辅的老年服务人才培养体系已趋向成熟，与养老相关的学科门类逐步完善，该学科的硕士、博士等高端人才的培养力度也大大增强。此外，在法国、挪威、日本等国家，与老龄人相关的工作也是一种重要的职业，从事该职业的工作人员必须全面接受系统教育和培训训练。为了满足社会对老龄工作职业培训的需求，各类院校相继开设了与老年健康服务相关的课程和专业，并且通过短期培训、实践操作、职业训练、继续教育以及大学里的必修和选修课程和本科生、研究生的学位教育等方式开展了老年健康教育。

老年体育与健康管理人才体系正面临很多问题。首先，缺乏老年体育与健康管理人才培养体系。据估算，我国老年照护的潜在市场需求将超过 4500 亿元，对直接养老服务岗位的潜在需求会超过 500 万个，间接养老服务岗位的潜在需求则难以计量。然而我国的养老与老年健康服务人才的培养规模和现状不足以满足人口老龄化发展趋势下提出的需求，至今尚未构建起老年健康服务专业的独立完善体系。我国开设养老与老年健康服务专业的院校数量少，规模小，不足以满足养老服务业的发展需要。目前我国开设养老健康服务专业的学校大多为中等职业学校和高职院校（其中有 25 所中等职业院校、32 所高职院校，年招生数仅为 2500 人左右），初中及以下文化程度的在职养老服务人员占所有在职养老服务人员总数的 2/3 左右，仅有 5 万人左右考取了《养老护理员职业资格证书》，与之相对的是市场潜在的约 1000 万人的需求。

第二，养老与老年健康服务人才的培养层次单一，内涵范围有限，尚未形成科学的有针对性的人才培养格局。除了个别职业院校设有老年服务、老年管理、照护、康复治疗、家政服务等养老服务专业外，更高层次的教育体系中均未设置老年健康的相关专业。而与老年健康有关的老年医学的研究生教育虽然起步较早（20 世纪 80 年代开始授予老年学教育学位），但该学科至今尚未独立，基本挂靠在其他学科名下，比如医学和人口学、社会学等。高层次的人才培养机构、科学研究基地更是稀缺，这些都制约了人才培养和师资队伍的建设。

第三，养老与老年健康服务人才的质量参差不齐，难以适应养老服务纷繁复杂的工作。目前，我国对养老与老年健康服务人才的培养普遍存在职业定位不明确的现象，缺乏对养老服务人才的统一认识，且培养方向不明确，国家还未制订统一的人才培养目标与大纲，没有统一的书籍和参考书籍。另外，还存在办学条件不完善，实践基地缺乏，高素质专业教师较少，"双师型"教师缺乏的问题，且开设养老服务专业的院校面临着"招生难培养难、就业难"的难题。

在应对策略方面，首先，老年健康体育与健康管理人才的培养和专业设置应坚持立足老年健康基本需求，理论与技能相结合、预防与干预相结合、产业理论与管理知识相结合，以培养全方位、多层次、复合型人才。可在各个高校设置老年运动健身、体育休闲、老年康复护理、老年人身体健康管理、老年健康产业等专业，为各级养老机构及从事老年健康工作的管理部门（民政部门、老龄委、事业单位、社区等部门）和致力于老年健康的企业提供专业人才。其次，在老年基础护理人员的培养上应坚持实行专业化、职业化和志愿者相结合的原则，加大老年健康服务队伍的建设力度，将护理人员分为专业护理以及业余护理人员两大类，针对专业护理人员开展职业认证和职业培训，加强专业度、技能、耐心以及体力的培训 I，教授基本护理技能、医学和心理学知识，规范护理人员准入和证书等级划分制度，确保满足老人的护理需求；业余护理人员应以志愿者为主，应对他们采取机构岗前培训，教授一些基础护理技能和知识，为享有低保且家庭困难老人提供免费或者低收费服务。

# 第四章 社区老年人健身风险与运动正确方式

## 第一节 社区老年人健身风险

随着我国人口老龄化问题的日益严峻,如何根据《"健康中国 2030"规划纲要》提出的健康中国理念,不断促进中老年群体的健康水平,对实现健康中国 2030 年建设目标具有决定性影响。当今社会发展,中老年人对自身健康的关注度越来越多样化,参与健身的意识越来越强烈,然而在健身活动日渐盛行的同时,健身风险事件的发生率也不断在增加,如何从源头上预防健身风险、最大限度地减少损伤的发生,促进全民科学健身成为当前急需解决的重要问题。

### 一、概念界定

风险指一定时间内由于系统行为的不确定性给人们带来危害的各种可能性。风险具有客观性、不确定性、无形性、普遍性、不可预测性等特征。健身风险是指在健身锻炼或运动的过程中由于各种不确定因素导致健身本体发生损伤的可能性。广义的健身风险理论包括管理控制风险、物质损失风险、认知行为风险、运动过程风险、健康行为与疾病风险、生活方式风险、运动方式风险、人身伤害风险及健身环境风险等。健身风险有好有坏,关键在度。

## 二、引发因素

### （一）内在因素

#### 1. 生理方面

随着年龄增长，老年人生理上发生极大改变，诸如身体机能和素质衰退，抵抗力下降，肌肉萎缩开始，高血压、糖尿病、心血管疾病等多种疾病增加，导致运动功能降低，增加健身风险。

#### 2. 心理方面

老年人由于其生理变化，注意力水平处于过渡阶段，很多情况下不能集中精力参加健身，也容易引发健身风险。老年人运动的目的大多为健身祛病，达到此效果需要较长的过程，但很多人急于求成，求功心切，很容易给身体加重负担，可能造成损伤的同时，还会引发老年性疾病的风险。

#### 3. 健身认知

大多数老年人都知道要健身，健身可促进自身健康，但对科学健身的认知并不充分，缺乏系统的运动常识，存在一定的误区，盲目运动，导致风险发生。

#### 4. 身体状态

一般来说，机体处于正常时，健身风险较小，反之，机体出现异常（如生病、疲劳）时，健身风险较大。老年人参加健身时须对自身身体状态有正确评估，否则会加大健身风险。

### （二）外在因素

#### 1. 场地设施

场地设施是导致健身风险的重要外在因素。场地与健身器械的完整及正确合理的利用等因素，成为风险事件发生的潜在因素。随着广大群众对健身活动需求的迅速增长，各类体育场所也以免费或收费方式对外开放。尽管如此，现有的场所还是不能满足群众的健身需求，人们健身的强度和质量很难得到保障，甚至有大部分人常常在楼下或者马路上进行健身。

2. 健身环境

健身者所处的健身环境是影响健身损伤事件发生不可忽视的因素，如果处在恶劣的健身条件中，有可能由于对环境的不适应做出不当的应激反应。如在有雾的地方进行健身，雾中所含的有害物体对人体的呼吸系统有很大的影响等。

3. 健身指导

健身活动越来越亲近生活中，健身的人群也越来越大，而大部分的健身活动者都是没有专业的教练做指导，一定程度上加大风险发生率。

4. 健身方式

经常以群体性方式进行健身的人群风险发生率较低，但部分老年人喜欢独自在家健身，从而提高风险发生率。

5. 健身过程

运动项目、运动强度、运动时间、运动频率、准备与整理活动、营养补充、睡眠质量等都与健身风险发生有一定关联，有的为固有风险，有的因不当或不足导致风险。

三、评估方法

目前对健身风险的评估方法主要有：经验方法、传统概率法、德尔菲法、层次程序分析法、头脑风暴法、流程图法、列表排序法、PAR-Q 问卷法等。对健身风险评价手段主要有：口述疼痛程度分级评分法、疼痛反射弧实验、面部疼痛表情量表、卒中量表、主诉疼痛分级法、视觉模拟量表、数字评价量表、关节活动度和感觉评测表、上下肢运动、运动损伤风险量表、功能性动作筛查等等。

四、预防措施

1. 正确评估身体机能状态，选择适宜运动方式、运动强度、运动时间，做好准备活动和整理活动，适时营养跟进与补充。老年人的健身项目应以低强度、有氧项目和群体活动为主，如跑步、快走、广场舞、太极拳等。

2. 加强自我保护，仔细检查场地器材，着装得当，及时学习健身知识，对所参与的运动项目作用功效及可能危害做到胸中有数。

3. 严格遵守医生（或运动指导师）的建议，循序渐进，调整锻炼心态，以身体活动即可，不可强求动作标准及成绩好坏。

4. 避开天气、气候不好的时间季节进行健身。

五、老年人运动必须注重安全

做好健身运动是实现老年人健康的主要途径之一，但是老年人在运动时容易引发一些异常情况和多种疾病，因此要注意保护自己，选择安全的运动方式，确保运动中的安全。

（一）老年人运动锻炼讲科学

如果说过去运动锻炼的旗帜是"生命在于运动"，而现今的锻炼口号应该是"生命在于科学运动"，就是说运动要讲科学。要科学就要因人而异，使我们的锻炼内容方法同我们自己的实际相适应。

1. 适当运动强身健体

老年人运动健身要适当运动加静养。《吕氏春秋》中说得好："流水不腐，户枢不蠹……"法国思想家伏尔泰讲得更明确："生命在于运动。"

2. 剧烈运动有损健康

并非所有的运动都有益于人体健康。剧烈的运动往往会破坏人体内外的生理平衡，加速机体某些器官的磨损和一些生理功能的失调，导致人的生命进程缩短，出现早衰和早逝。据报道，国外一家保险公司曾对 5000 名运动员做过健康监测，结果表明，不少运动员 50 岁左右就患了心脏病；多数人的寿命不及普通人，其根本原因就在于运动剧烈且过度。

3. 养生保健动静并重

静养也不能简单地理解为不运动，所谓"静"，应该理解为"养心"。我国最早的医书《内经》，要求人们"意闲而少欲，心安而不惧，形劳而不倦"，显然也提倡生命在于静养，在于养心。古人云："精神内守，病安何来。"其意也是强调养心，并不是要人们不运动。这种"静"是广义的，它是相对

"动"而言的,只是要求人们在"动"的基础上适当静养。

事实上,任何人也不能缺少运动。缺乏体力活动,组织器官会衰退,工作能力会下降,抗病能力会减弱,身体会出现多种症状。国外有人做过试验,让身体健康的青年人在床上静卧 20 天后,心脏功能下降 70%,血压也降到危险程度,肌力极度衰退,好像生了一场大病。因此,以静养为锻炼的,若不与适当的运动相结合,一味地练静功,也会导致肌肉失用性萎缩和骨质疏松。这种用进废退的变化,在老年人身上更为明显,因为老年人的骨代谢总体来说是趋于衰退的。

总之,养生保健的"静"与"动"既对立又统一,不可把两者迥然分开,要动静并重,不可偏颇,正所谓"心神以静为宜,躯体以动为主"。

### (二) 老年人运动健身的五大原则

如今,老年人越来越注重锻炼身体,让自己的身体更加健康有活力,所以喜欢体育锻炼的老人也逐渐增加。尽管大多数人运动项目强度较小,但不正确的锻炼方法仍导致许多疾病,特别是软组织损伤。因为老年期软组织退化较快,且损伤后不易恢复,所以,老年人参加体育锻炼,除选择较小负荷的项目以外,还应量力而行,要懂得不同运动项目的特点与注意事项,持之以恒。同时,还要遵循世界卫生组织(WHO)发布的有关《老年人锻炼的五项指导原则》。

#### 1. 应特别重视有助于心血管健康的运动

应特别重视有助于心血管健康的运动,如游泳、慢跑、散步、骑车等。专家们认为,鉴于心血管疾病已成为威胁老年人的"第一杀手",老年人有意识地锻炼心血管就显得格外重要。为保证心血管确实得到有效锻炼,专家们建议有条件的老年人每周都应从事 3~5 次、每次 30~60 分钟的不同类型运动,强度从温和至稍稍剧烈,这也就是说,增加 40%~85% 的心跳频率。当然,年龄较大或体能较差的老人每次 20~30 分钟亦可,锻炼的效果就差一些。

#### 2. 应重视从事重量训练

以前的观点是老年人并不适宜从事重量训练,其实适度的重量训练对减缓骨质丧失、防止肌肉萎缩、维持各器官的正常功能均能起到积极作用。当然,老年人应选择轻量、安全的重量训练，如举小沙袋、握小杠铃、拉轻型弹簧带等，而且每次不宜时间过长，以免导致可能的受伤。

### 3. 注意维持体能运动的"平衡"

适度的运动对老年人同样重要，但没有哪一项单一的运动适应任何人。体能运动的"平衡"应包括肌肉伸展、重量训练、弹性训练等多种方面的运动。至于如何搭配，则视个人状况而定，其中最重要的考虑因素之一是年龄。

### 4. 高龄老人和体质衰弱者也应参与运动

传统的观念是高龄老人（一般指 80 岁以上）和体质衰弱者参加运动往往弊多利少，但新的健身观点却提倡高龄老人和体质衰弱者同样应尽可能多地参与锻炼，因为对他们来说，久坐（或久卧）不动即意味着加速老化。当然，他们应尽量选择那些副作用较小的运动，如以慢走替代跑步，游泳替代健身操等。

### 5. 关注与锻炼相关的心理因素

锻炼须持之以恒，这对老年健身者来说，也许比年轻人更为重要。但遗憾的是，由于体质较弱、体能较差、意志力减弱或伤痛困扰，不少老年人在锻炼时往往会产生一些负面情绪（如急躁、怕苦、怕出洋相、因达不到预定目标而沮丧等），由此或使锻炼不能起到预定的健身效果，或使老年健身者半途而废，或"三天打渔两天晒网"。鉴于此，专家们要求健身指导者在对老人制订科学的健身计划时，还须同时关注他们可能出现的负面情绪。

### （三）老年人运动量的自我监测

老年人运动健身除坚持因人而异、循序渐进、持之以恒等原则外，还应注意运动量的自我监测，以防止超量运动带来的负面反应，影响健康，甚至发生意外。

### 1. 自我监测的指标

#### （1）心率

运动量可以用脉搏及心跳频率作为运动量的指标，若运动量大，心率就快。对于正常成年人的运动量，以每分钟心率增加至 140 次为宜；而对于老年人的运动量，以每分钟增加至 120 次为宜。如果能注意到这一点，加强预防措施，猝死并非不可避免。运动时心跳从明显加快到不感觉快，可以证明健身的效果。从自测脉搏中获得其反应心脏的负荷。60 岁以内的中老年人，如脉搏每分钟不超过 120 次，说明运动量适宜；若每分钟达 130～140 次，则说明已超量，应减少运动量，以免心脏负荷过重，应予调整。60 岁以上的老年人，运动中脉搏应保持每分钟不超过 110 次，如出现脉搏次数减少或脉律不整齐，应立即停止锻炼，并及时就医。运动性损害是可以控制的，关键就在于控制心率，对运动强度的最直观表达出来的就是心脏的跳动。

（2）呼吸

在健身运动中，由于需氧量增多，呼吸会稍快一些，属正常现象，但不可过快，呼吸次数以不超过每分钟 24 次为宜。如运动中出现频繁咳嗽、喘气、胸闷和呼吸困难，则应减少运动量或停止运动。如每天走 3 千步，逐渐增加到 6 千步而不感到疲劳；爬楼梯从气喘到不太喘。

（3）食欲

老年人通过适当运动，可增加胃肠等消化功能，改善食欲，食量稍增。但运动后若食量骤增且持续，或激烈运动后长时间不想吃饭而且厌食等均属异常。需考虑运动项目和运动量是否合适，应进行适当调整。二；

（4）睡眠

另外，老年人通过适当运动，睡眠有所改善，睡得香一些。若通过一段时间锻炼，反而使失眠加重，且出现腰酸体痛难忍，则考虑运动是否过量，应及时进行调整。

（5）疲劳感

运动量以每次锻炼后感觉不到过度疲劳为适宜。老年人在运动后，特别是在开始锻炼后，会有轻重不等的疲乏感，而随着锻炼的经常化，适应性增强，疲乏感会随之渐渐消失，锻炼后精神愉悦。

（6）体重

老年人在健身运动中，可每周测量体重 1～2 次，最好在同一时间测量。肥胖者经过一段时间锻炼后，可以因脂肪消耗使体重有所下将。一般刚开始锻炼的人，3~4 周后体重也会逐渐下降，这是新陈代谢增强、消耗增多、脂肪减少的缘故；随后体重会相对恒定在一定水平上，如果体重呈"进行性"下降，可能是运动过量或有潜在性疾病，应及时查明原因。

2. 运动的频率

老年人运动一般为每日或隔日一次，或每周不少于4次，间隔时间不宜超过3天。初参加运动的人，开始运动次数及运动量应少些，每周3次，每次15~30分钟较适宜。以后每周3~5次，每次30~50分钟。体质稍差，年龄偏大或初次参加体育锻炼的人，可以慢跑或跑、走交替的运动方式，每次15~30分钟，每周2~3次，经过几周或几个月后，根据体质情况再增加运动频率。身体健康的老年人，每天可坚持锻炼一次，每次30分钟左右，一般运动不要超过1小时。

进行有一定运动强度、运动量及持续时间（30分钟以上）的体育锻炼时，每周3~4次，隔日一次亦可。实在有困难时，每周锻炼不应少于3次。同时，要合理地安排好时间，养成按时锻炼的良好习惯，注意掌握适当的运动量。

3. 运动锻炼的持续时间

老年人运动若无不适感，下面几种不同运动锻炼的持续时间安排大致如下：

（1）慢跑。每天1次，距离1500米~2000米，速度约为每分钟100米，时间为15~20分钟。此种锻炼只限于病情稳定的患者。

（2）步行。每天1~2次，每次步行距离2000~3000米，时间为30分钟左右。可逐渐增加步行速度和持续时间，要持之以恒。步行时应选择平坦路，步幅均匀，步态稳定，呼吸自然，防止跌跤。

（3）走跑交替。每天1~2次，每次走跑距离2000~3000米，时间为20~30分钟。先步行1分钟，然后跑半分钟。反复交替进行。

（4）简化太极拳。每日练习1~2次，每次练习一套。练习时要求动作缓慢、柔和、连贯，思想集中，如不能完成全套动作，分节练习亦可。

（5）气功。练习放松功，以卧式为主，配合坐功。

强调放松、安静。每日练习2次，每次20分钟左右。

（6）综合性医疗活动。通过上述锻炼后，身体已经适应且心功能尚好的人，可逐步采用综合医疗活动，内容包括准备活动、四肢及躯干运动如广播操、简单的球类运动等，以及慢跑等全面锻炼，最后进行放松活动，每天下午进行，每次时间40分钟左右。

### （四）老年人锻炼方法的合理安排

老年人的锻炼方法是多样的，可以根据老人各自的身体情况，选择适合他的锻炼方法。老年人锻炼不能急于加大活动量，应该渐进式地增加和调整治疗方案。老年人锻炼方法的合理安排是：

#### 1. 有氧训练为主

散步、慢走、打太极拳等都属于有氧训练。有氧训练时活动不剧烈，活动者可以保持正常的呼吸，不气喘，不憋气，适合老年人。老年人多数存在心肺功能下降，难以长时间保持平衡，剧烈活动时易出现头晕、血压快速增高等危险。

#### 2. 器械训练为辅

如各种健身器材，老年人适合在有人陪护的情况下活动四肢关节和脊柱，也可以适度地锻炼一下肌肉力量（通过加阻力来实现）。不少医院心脏康复科和康复中心都有如氧离子治疗仪、功率自行车（可以调节骑车时的阻力）、股四头肌训练器、上肢和胸廓训练器、跑步机等仪器，在医生的监护下，每天都有很多老年患者在锻炼。

#### 3. 集体活动配合

集体大合唱、打麻将、看电影、听健康讲座等同样很有好处。老年人行走缓慢，视力和听力都变差，可参与的活动很少，如果不能参与集体活动或者欠交流，很多都会变得抑郁寡欢和昏昏欲睡。实践表明，一群老人在一起做集体游戏，或者一起大合唱、打麻将、看电影等等，他们都能很开心很投入。愿意参加集体活动的老人明显头脑更灵光、精力更充沛，生活质量也相对较高。

### （五）老年人运动应该讲究平衡

#### 1. 老人运动要讲究平衡

运动有益于身体健康，特别是对于老人来说，适当做一些运动有利于延年益寿。但是老人运动要讲究平衡，不然效果会适得其反。每一种健身方法都有它的专一性和局限性，选择过于单一的方法效果不一定好，应选择各部位的平衡运动或交替运动。

2. 八大平衡交替运动

以下是八大平衡交替运动，老年人可以选择其中数种组合。

（1）脑体平衡。除了进行体力锻炼，如走步、跑步、打球外，还要交替进行脑力锻炼，如写作、练书法、上网、打牌、下棋等。不仅可以增强体力，还可以延缓大脑衰老，但要避免过度脑力或体力活动。

（2）动静平衡。体力和脑力交替活动锻炼并保证充足的睡眠和休息时间的同时，做冥想、打坐，使得全身肌肉得到放松的锻炼。动力性肌肉得到活动（走路 30 分钟）和静力性肌肉活动（膝关节弯曲大于 90。的高位马步］每天10 分钟）都要进行。

（3）上下平衡。下肢活动多的踉步、走彳履心血管系统得到锻炼，主要锻炼了腿部流轧上肢金动冬的运动（打球、健身器材）也要做，使上下肢肌肉得到均畲的锻炼。

（4）前后平衡。人体大部分的运动都是前群肌肉韧带呈优势，后群呈劣势，前后不平衡是很多疾病的来源。向后的运动，如后走、反弓、仰泳等能够加强劣势肌肉韧带。

（5）左右平衡。人们大都有处于优势的手或腿，而且自然多用，相对应侧处于劣势。左右交替活动的好处，不仅使左右肢体平衡，关键是大脑左右两半球也得以平衡发展。

（6）快慢平衡。快速和慢速运动交替，如慢节奏或快节奏靠慢走快走交替，可使机体各种代谢机能得到锻炼。

（7）冷热平衡。在外界不同的温度锻炼对于机体免疫力、心血管平滑肌的舒缩，可起到任何药物都不能替代的作用。如在冬天寒风和夏天酷暑温差达30℃的锻炼都需要。既不能过分强调某一种方法的益处，又不能不重视某一种方法的局限性。年轻时没有冷水浴习惯者，到老年时的水温差应适当减小，在水温为 26℃~28℃的泳池中游泳就很合适。

（8）立卧平衡。人体大部分采用直立运动，需要卧承或水平运动保持人体各部位承受地心引力和血液分配的均衡，减轻心脏负担，以达到健康长寿的目的。除游泳外，爬行也是水平运动，四肢着地向前爬行，每次坚持20～30分钟效果更好。

（六）老年人要运动不要"暴动"

运动的本质是为了提高身体素质，发掘自己的潜能，从而更准确地了解自己。老年人一般从事的健身活动不具对抗性，危险性也小，但是如果心血来潮，突然"暴动"（做剧烈运动），也容易出事，如发生危险导致休克，严重者甚至猝死。专家强调：老年人要搞健身运动不要"暴动"。

1. 爆发性运动，诱发心脏病

随着年龄的增长，老年人心脏血管的代偿功能也有所退化，在进行负重的、突然爆发性的运动时，如举哑铃、拉拉力器等，心脏为了供血给运动中的肌肉，进行强力的收缩。此时，心率短时间内提高了20～30次/分。这样的行为对于心脏有问题的老年人来说，是不可取的。在做上肢突发性的爆发运动时，由于血管收缩的不平衡，容易诱发心脏病的发作。

2. 运动健身，要量力而行

老年人从事健身运动时，既要考虑年龄因素，也不可忽视自己的身体条件。剧烈运动时，心跳加快，肌肉、毛细血管扩张，血流加速。如果突然停下来休息，肌肉收缩停止，肌肉中的血液不能顺利流回心脏，会造成血压降低、脑部暂时缺血，可能导致心慌气短、头晕眼花，甚至休克。

有些老人平时不锻炼，但在阳光灿烂的日子里，突发锻炼兴趣，锻炼得大汗淋漓，气喘吁吁。专家指出，这种即兴锻炼型的偶尔健身，相当于饮食中的暴饮暴食，很伤身体。

（七）老年人运动健身有禁忌

老年人健身运动的方式多，可选择一两种适合自己、能够承受的运动项目。而且，在运动中，既要知道一些运动的好处，也要知道一些运动的禁忌。诸如：

1. 忌争强好胜

老年人不论参加哪些项目运动，重在参与、健身，不能争强好胜，与别人争高低，否则激烈竞赛不仅体力承受不了，而且还会因易碰撞、摔倒、激动，极易发生意外。

**2. 忌负重憋气**

老年人多有肺气肿，当憋气用力，会因肺泡破裂而发生气胸。憋气也会加重心脏负担，引起胸闷，心悸。憋气时因胸腔的压力增高，回心血量养活脑供血减少，易发生头晕目眩，甚至昏厥。憋气完毕，回心血量骤然增加，血压升高，易发生脑血管意外。因此，像举重、拔河、硬气功、引体向上、爬绳等这些需憋气运动项目，老年人不宜参加。

**3. 忌头位剧变**

诸如老年人前俯后仰、侧倒旁弯、各种翻滚、头低脚高、脚朝上的倒立等头部运动的动作。老年人协调性差，平衡能力弱，腿力发软，步履缓慢，肢体移动迟钝。这些动作会使血液流向头部，而老年人血管壁变硬，弹性差，易发生血管破裂，引起脑溢血。当恢复正常体位，血液快速流向躯干和下肢，脑部发生贫血，出现两眼发黑，站立不稳，甚至摔倒。

**4. 忌活动量过大**

老年人在运动一定要循序渐进，切忌操之过急。刚开始锻炼，不妨逐渐增加运动量，每周参加锻炼至少3次，每次不要超过20分钟；以后可逐步增加锻炼次数以及锻炼时间，并且持之以恒。

**5. 忌一曝十寒**

老年人运动健身不需要大把的时间，一定坚持每天都要抽出一定的时间来运动健身，例如第一天抽出10分钟，来一次运动健身，那么第二天则可以抽出15分钟来完成。如此一来，每天坚持下来的时间累计起来就会越来越多，自然而然运动健身也会因此而成为好习惯，并坚持下来。

**（八）老年人运动不要盲目跟风**

有的老年人看别人做什么运动自己也去学，去做。老年人应该根据自己的年龄、病情、体力、个人爱好，选择合适的运动项目和运动量，循序渐进，持之以恒，否则会弄巧成拙。现代生活中，有人一直按照习惯的方式去健身，然而根据国内外专家最新研究表明，某些健身方式对不同的人来说，长期坚持并不适宜。

1. 不宜人人坚持的健身方式

（1）倒着走。倒着走或倒着跑可以刺激不经常活动的肌肉，改善人体的平衡能力，不少老年人晨练时喜欢倒着走。偶尔一次倒行，不会有碍健康，但不宜经常进行。

由于老年人不如青年人灵敏，如果遇到路面不平，有可能出现摔倒等危险。老年人的心血管储备能力减低，倒着走会使心血管不堪重负，同时还可能扭伤颈部，甚至造成脑部供血减少，在转颈时突然晕倒。老年人最好采用正走和倒走结合的方式，使身体各部位肌肉都得到锻炼。

（2）下蹲运动。老年人在做下蹲运动时，由于运动重心较低，会使膝关节负重过大，从而引起关节疼痛，并加快关节软骨的磨损。而长时间的猛烈蹲起，也会使老年人的血压变得不稳定。

患有高血压、糖尿病和有关节疾患的老人，不宜做下蹲运动。对于体质虚弱的人，可以根据自己的情况进行调整。老年人做下蹲运动时，手应把握住床头、其他扶手或者门框，缓慢而平稳地做，下蹲速度不宜快，最好一次做 10 个，一天不要超过 5 次。患高血压、严重心脏病、糖尿病和膝关节疼痛的老人不要做下蹲等超负荷运动。

（3）爬楼梯锻炼。老年人长期爬楼锻炼会引起肢体的负面反应，因为爬楼梯的过程，膝盖需要负担比平时大 4 倍的重量，如果是体重达到 60 千克的人，负重可高达 240 千克。加速了关节的磨损，造成膝关节疼痛，进而引发膝关节炎、退行性关节炎等关节疾病。而且，患心脑血管病的老年人，爬楼梯运动量过大，有可能诱发心肌梗死、心绞痛等问题。

特别是肥胖老人爬楼锻炼非常不合适。其髋骨关节面已发生增生，关节面不平整，这就增加了髋骨与股骨之间的摩擦力，限制了膝关节的活动度，导致老人的膝关节僵硬、活动不便。另外，登楼锻炼是一项运动量大的活动，患有心肺系统疾病的老人也不适宜做。

身体较好的人爬楼梯要注意方法和量的把握，每次 2~3 层为宜。爬楼梯的过程中，要用手拽着栏杆，减轻身体对关节的压力。而关节不好的老年人，应该避免爬楼梯。

（4）蹲马步。有许多锻炼项目都有蹲马步这一动作，有些老人还认为蹲马步坚持时间越长，锻炼效果越好。其实，老年人在蹲马步的时候一定不能保持得时间太长或者太频繁。因为人在屈膝的时候，膝关节就要高度紧张起来，使膝关节磨损得非常厉害。特别是有关节炎的老人，长时间蹲马步不但不会帮助缓解病症，还会使关节炎更加厉害。还有的老人喜欢压腿，拉伸韧带，这是一个很好的柔韧性锻炼。但患有骨质疏松的老人，压腿的时候不能用大力，不然很容易受伤。

（5）爬山运动。爬山不利保护老年人的膝关节，因为上山时膝关节的负重主要来自自身的重量；而下山时，除了负担自身体重外，还有身体向下冲的力量，这种冲击会加大对膝关节的损伤，患有关节疾病的患者不宜登山。关节不好的老年人爬山时，膝关节额外的负荷更会加重引起软骨磨损，甚至损伤骨质，造成关节肿胀、疼痛等不适症状。体质衰弱的老年人以及心脑血管疾病患者不宜登山。登山还会加重心脏负荷，诱发疾病，慢性冠状动脉供血不足的人尤其不适合爬山。

有些慢性疾病如关节痛、慢性肾炎、肾病、血液病、慢性气管炎、肺心病、糖尿病伴有并发症、痛风等患者不宜登山。老年人体内各个器官功能均在衰退，爬山是一项耗氧量很大的运动，体力消耗较大，慢性病患者即使爬山也要慢爬，不要强求登山到山顶。心脑血管疾病患者登山要有人陪同，并且必须在医生指导下确定运动量。即使可以登山，也要在家人、朋友的陪同下进行，注意随身携带药物。

（6）"饭后百步走"。不少老年人把"饭后百步走，活到九十九"这句古话当作健身格言，其实，饭后百步走并不适合所有人。从近代医学观点看，吃饭特别是吃饱饭时，老年人的心脏负荷增加，餐后运动对心血管系统有明显的负面作用。因此老年人应该避免在饱餐后1~2个小时内进行运动锻炼。

体质较差、体弱多病的人，则不适宜餐后散步等运动，甚至连一般的走动也应减少。这是因为胃内容物增加，此时如果活动，会加重胃的负担，严重时会导致胃下垂，反而对健康产生不利影响。另外，老年人消化功能本来就比较差，饭后大量食物集中在胃肠内，正需要较多的血液来帮助消化，如果此时马上来个"饭后百步走"，势必要使一部分血液向下肢肌肉输送，胃肠供血就会明显减少，影响食物的消化吸收。

患有冠心病、高血压、动脉硬化等疾病的老年人，饭后更不宜立即"百步走"。因为老人血压在饭后一般都趋向下降，"百步走"会增加心脏负荷，使心、脑供血不足，易出现头昏、眼花、乏力、肢麻等症状，严重的还可能突然昏厥跌倒，威胁生命。

（7）喝盐水。生理学研究认为，睡眠中呼吸、排汗等生理活动仍在进行，并消耗许多水分。早晨起床时，血液呈浓缩状态，喝盐水会加重高渗性脱水，令人感到口干。同时，清晨是人体血压升高的第一个高峰，喝盐水会使血压升得更高，对健康不利。晨起喝白开水是最佳的选择，不仅能补充丢失的水分，还能有效地稀释血液。

（8）深呼吸。近年来，经科学研究和临床观察发现，高血压和冠心病患者，过度深呼吸会诱发心脑血管收缩，有致命的危险，心肌梗死、脑溢血和其他意外的发生都直接或间接与深呼吸有关。对已经发生动脉硬化，尤其是高血压、心脑血管疾病的患者，最好不要进行深呼吸锻炼。

2. 老年人体育锻熔要讲规则

老年人体育锻炼需要遵循一定的规则，选择适宜老年人的体育活动内容，如散步、慢跑、太极拳、气功、保健操、游泳等项目，不宜选择速度性和力量性运动项目，也不要人云亦云，亦步亦趋。

（九）老年人锻炼须加强自我保护

老年人锻炼，自我保护最重要。开始锻炼之前，首先要学习运动的安全知识，了解不同季节的气候特点和不同运动项目的内容，使锻炼的内容、方法同老人的实际相适应。此外最好请医生做一次健康检查，认真听取医生的意见或建议，因为运动医学研究表明，运动中猝死者一部分人死于对运动安全常识的无知，而另一多半是体内潜藏着某些危险的疾病而不自知。

有利于自我保护、安全的运动必须：

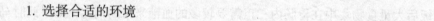

1. 选择合适的环境

（1）锻炼时间

不少老年人晨练时间不要出门太早（5 时左右），如在冬天，一方面白日时间短，摸黑出门锻炼，老人眼神儿不好，可能会比较困难。另外，起得太早，睡眠时间不够，再加上大量运动身体也受不了。

患有高血压的老年人都在不同程度上出现动脉粥样硬化，对气温急剧下降的适应能力差，易受寒冷刺激发生痉挛、血管收缩；加之经过一夜睡眠，血液黏稠度高，血液循环阻力增加。如果一早进行大运动量锻炼，会导致心跳加快，心肌耗氧量增加，促使血压升高，血管张力增加，容易发生心肌梗死、脑梗死、脑溢血，以及致命性心律失常等严重情况。

此外，早晨冠状动脉张力高，交感神经兴奋性也较高。心肌梗死等猝发性心脏病的发作在一天中有两个高峰：起床后 1~2 小时和此后的 10~12 小时，尤以第一个高峰更为明显。高血压也有这种双高峰规律，即早晨 7~9 点和下午 3~5 点时血压升高，以致脑卒中在这两个时间段也呈高发现象。因此，运动时应避开"高峰"，有明显心血管病的患者，应在傍晚 4~6 时左右活动。此时是人体精神、体力、心肺功能最佳时间，适宜运动。7~11 时正是心血管病、脑血管病的高发时间，又称"魔鬼时间"，此时运动易猝发意外。

（2）选好锻炼选好地点

老年人协调反应及平衡能力较差，锻炼地点不宜选在闹市区或人来人往的场所，最好选择公园或绿化地带、湖畔、海滨、河沿或草坪等避风向阳、温暖安静、空气新鲜的旷野。老人在气流通畅、阳光充足的室外锻炼，可接受紫、红外线的健身作用。如确不具备上述条件，也可选择在室内进行锻炼，但要注意通风，保持室内空气新鲜。

（3）注意天气变化

老年人对外界自然环境的变化适应能力较差，秋天温差较大，要根据气温变化随时增减衣物，避免感冒。秋季早晚气温低，而锻炼时一般出汗较多，稍不注意就有受凉感冒的危险。因此，不要穿着单衣到户外活动。冬天遇天气突然变化，如大风大雪等恶劣气候，应选择在室内锻炼。

2. 选择适合的运动

（1）锻炼项目合理

项目选择得当是重要的一环。老年人不宜进行屏气使劲的力量练习及快速奔跑、体位变化复杂的活动，而应选择既能使全身得到活动，动作又缓慢柔和的项目，如步行、医疗保健体操等。

（2）锻炼科学适量

运动过量常是发生意外或突发疾病的诱因。老年人为了安全，锻炼一定要科学适量，一定要控制心率在安全范围以内，切忌过量。一般来说，中老年人运动时间每次不要超过 1.5 小时。锻炼时觉得自己的身体有些发热，微微出汗，锻炼后精神饱满、食欲睡眠良好、兴趣高，往往预示运动最较合适。

（3）锻炼不宜剧烈

老年人切忌进行剧烈锻炼，过于剧烈的运动容易诱发心肺疾病。如果锻炼中觉得疲乏倦怠，不想再练习，切不要勉强坚持，要适可而止，量力而为。老年人体弱，适应性差，运动应量力而行、循序渐进。

此外，锻炼先要热身，因老年人晨起后肌肉松弛，关节韧带僵硬，四肢功能不协调，故锻炼前应先活动一下躯体，扭扭腰，抬抬腿，放松肌肉，活动关节，以提高运动的兴奋性，防止因骤然锻炼而引发意外损伤。

3. 做好锻炼的准备

（1）锻炼不宜空腹

很多老年人起床后不吃早饭即开始晨练，其实，这对健康是很不利的。经过一夜的睡眠，腹中的食物早已被消化完，若此时消耗大量的体力，会引起低血糖，造成大脑供氧不足，会感到头晕、心慌；如果原本患有心血管疾病，甚至可能引发意外。老年人新陈代谢慢，早晨血流相对缓慢，血压、体温偏低。晨练前应喝些热饮料，如牛奶、蛋汤、麦片等，以补充水分，增加热量，加速血液循环。

（2）注意及时喝水

在晨练前，不妨先喝一杯水。由于一夜没有喝水，清晨血液很黏稠，增加了血管堵塞的危险性。如在冬季，早晨温度较低，冷空气的刺激会引起血管收缩。这两点都会成为高血压的诱发因素。喝一杯水可以充分稀释血液，降低血液黏度。

夏季天气炎热，锻炼时，人体出汗多，水分消耗大；因此要及时补充足量的水分和盐分，以保持机体水分和电解质平衡。秋天干燥，除了注意锻炼前后的补水外，还要多吃一些水果和新鲜蔬菜，避免呼吸道黏膜充血肿胀。有高血压、糖尿病等慢性病的人，在秋冬之交时容易出现冠心病发作，所以此类患者锻炼前最好喝杯白开水，以稀释血液，减少血栓的形成。

（3）注意着装舒适

锻炼时穿什么样的服装要因人而异，只要做到宽松、舒适、轻便、容易增减、有利于肢体的活动就可以。运动服以棉织品为好。鞋子要合脚，太紧太松都易发生摔倒。衣服不要穿得太多，以免汗湿内衣，也不要穿得太少，以免感冒。春寒料峭、冬天，在锻炼的过程中和结束后更应该注意保暖，防止在锻炼中受风寒。老年人春天早晨进行户外活动要注意避风，不宜顶风跑，更不宜脱衣露体锻炼。

（4）剧烈运动后四不宜

1）不宜立即停下来休息。剧烈运动一结束就停下来休息，大量的血液分布在肢体，心脏就会缺血，大脑也会因供血不足而出现缺氧症状。

2）不宜立即大量饮水。剧烈运动后大量喝水，会导致钠代谢失调，发生肌肉抽筋等现象。因此，剧烈运动后，应采用"多次少饮"的方法喝水。

3）不宜立即冲凉或吹风。运动后立即进行冷水浴，极易发生小腿抽筋；马上进入空调室或吹电风扇或在阴凉风口处乘凉，极易引发伤风、感冒、气管炎等疾病。

4）不宜立即吃饭。剧烈运动后，消化器官血液相对较少，消化吸收能力差，如果马上吃饭，不利于对食物中营养的消化和吸收。

4. 提防意外的发生

（1）锻炼结伴而行

老人锻炼最好结伴而行，或由家人陪同，不要单独行动，并带上手机之类的通讯工具，因为一旦出现意外，方便急救。

（2）带上急救药品

有病的老人要带上如扩张血管的、预防冠心病突发的对症药物，如冠心病急救药、覆香正气水、十滴水、创可贴等。如果在运动中出现胸痛、胸闷、心慌、头晕眼花时，应立即停止运动，遵医嘱服药；并请医生检查，以确保安全。

（3）佩带个人信息牌

老人锻炼时还应该带上写有紧急联络人电话和家庭住址的字条，如果能把自己患有的疾病写上更利于救助的人少走弯路。

（十）老年人锻炼保持适宜运动强度

老年人锻炼要保持适宜的运动强度，如果锻炼过量、锻炼过快和锻炼太勤，则容易出现一些相应的运动反应，甚至在运动中受到伤害。因此，老年人运动锻炼要学会应对运动反应的方法，并且懂得预防这些伤害的最佳锻炼动作，防止意外事故的发生。

1. 老年人健身中运动反应的应对

在运动量上，老年需注意"酸加、痛减、麻停"处理。

（1）酸加。老年人刚参加体育运动时，会出现肌肉酸胀的现象，这是由于肌肉中代谢产物乳酸积累过多，刺激神经末梢而引起的一种正常的生理反应。只要循序渐进，酸楚感就会逐渐减轻或消失，此时运动量可逐渐加大。

（2）痛减。有些老年人自身患有各种老年性疾病，如腰腿痛、颈椎病、肩周炎等，在运动后常出现局部疼痛并有逐渐加重感，这说明身体某一部分肌肉或肌腱有隐性炎症反应。此时运动量应减少、减轻，以免炎症扩大。

（3）麻停。在运动锻炼中，要是感到某一部分机体出现麻木不适的感觉，这是局部神经受压的征兆，也是锻炼方法不当的反应。此时应立即停止运动，查找原因，并改换方式或项目。

2. 老年人锻炼中四种伤害的预防

老年人在日常生活和体育锻炼过程中最容易受到的四种伤害。因此，在运动中要懂得预防这些伤害的最佳锻炼动作。

（1）下背部扭伤。腰椎间盘突出和退行性疾病是引起老年人下背部扭伤和疼痛的主要原因。大部分的下背部疼痛可以通过增强腰背部核心肌肉群的力量来得以预防。

最佳锻炼动作：侧支架式。做法：一侧身体躺在地面上，双脚叠放在一起；用一侧手臂支撑起整个身体的重量，将臀部抬离地面，保持后背处于挺直状态；保持这个姿势30秒钟至2分钟；换身体另一侧做同样的动作。

（2）膝盖扭伤。减轻膝关节疼痛的关键是增强股四头肌的力量。这个大块的肌肉群位于大腿前部。

最佳锻炼动作：箭步蹲。做法：保持上半身挺直，左腿向前迈出一步，放低臀部，直到双膝弯曲呈直角；站起身来；连续做10次；然后换右腿做同样的动作10次。

（3）髂胫束综合征。髂胫束（把骨盆骨和胫骨连接起来的长韧带）在运动时会经常发炎。患者会感觉到膝盖、大腿或髋部疼痛。

最佳锻炼动作：怪物行走式。做法：将一条弹力带的末端打结后缠绕在踝关节上；双膝稍微弯曲，保持后背挺直；身体横向走动20~30步；然后朝反方向横向走动20~30步。

（4）肩部损伤。一项运动生理学研究表明：50岁以上的中老年人，有近1/4的人其肩部肌肉至少存在着一处轻微撕裂。

最佳锻炼动作：肩部向内和向外旋转。做法：将弹力带的一端系在一个门把手上；肘关节靠近体侧，将弹力带横拉过身体，前臂向内旋转20次；换另一侧手臂做同样的动作；然后把前臂向外旋转，每侧手臂各做20次。

70岁以上的老年人更应当悉心呵护自己的肌肉和关节，以避免身体移动功能受限，从而影响到晚年的生活质量。

（十一）老年人运动突发病症的处理

1. 呼吸困难

对于还未适应运动的人，在运动开始1~2分钟即感到呼吸困难，常使运动无法再继续下去，大部分情况都是在呼吸、循环的氧气运输能力还没有充分提高之前，能量枯竭或血乳酸显著升高。此时可停止运动，休息数分钟，使身体恢复到平静状态之后，再接着从轻量运动开始练习。一般人只要运动强度不大，是可顺利从无氧过程过渡到有氧过程的，10~20 分钟的运动也能简单地完成。若在 5 分钟以内有呼吸困难症状者，可考虑该运动的强度过大，不适宜自己。

2. 腹部疼痛

当腹痛发生时，停止运动或减慢运动速度，即可自然消除疼痛症状。容易发生腹痛者，在日常生活中应注意调节食物结构，尽量食用容易消化的食品，养成每日早晨大便的习惯，控制运动前、运动中的碳酸性饮料的摄入量。还要认真对待准备活动，使机体逐渐进入运动状态，在跑步中要掌握正确的呼吸方法，尽量用鼻呼吸而不用口，还要根据运动量来调整呼吸的节律及深度。

3. 下肢疼痛

运动所引起的下肢疼痛有各种各样的症状，根据症状的不同，处置方法也各不相同。

（1）长期不运动者初次参加运动时，次日晨起可感到小腿和大腿（股四头肌）部位的大部分肌肉酸痛。这是由于激烈运动导致乳酸积累，从而引起肌肉细胞膨大或渗出性无菌性炎症所引起的疼痛，不需做任何特别的处理，一两日即可自然消失，所以对此不必过分担心。疼痛反应引起一次性的运动量减少或运动暂停等，具体可根据个人实际情况进行处理，疼痛不严重时可坚持小运动量运动。

（2）从开始跑步到坚持两周以上时，逐渐会出现踝、膝关节疼痛。这是由于反复施加的过大运动量，给骨或关节韧带增加了负荷而引起的。此种疼痛比较顽固，这时应停止锻炼数日，待疼痛消失后再开始运动为宜。再开始运动时，运动强度应该比前次小。疼痛的产生有时与环境因素有关，例如道路的硬度、鞋的不适等原因都可诱发疼痛。反复出现疼痛时，应到医院检查，以明确疼痛原因，进行对症治疗。

（3）运动中突发的下肢疼痛，可能是由扭挫、肌肉撕伤、肌腱断裂，甚至是骨折引起的。此时原则上要保持安静，应马上接受医生的诊断治疗，不及时治疗可能发生后遗症。

### 4. 中暑

中暑是因高温或受到烈日曝晒而引起的疾病。在高温环境中长时间进行运动时，体温异常上升，汗难以蒸发，会引起运动性中暑。尽管典型中暑症状包括无汗，但运动性中暑的最初症状是大量出汗脱水。

发现老人中暑，要迅速将患者移至阴凉、通风的地方；同时垫高头部，解开衣裤，以利呼吸和散热；可用冷水毛巾敷头部，或冰袋、冰块置于患者头部、腋窝、大腿根部等处；于头额、鼻孔下涂风油精；喂服十滴水或藿香正气水等。这样处理后，若患者仍不能清醒，必须立即送医院急救治疗。

### 5. 突然发生晕倒

运动中若发现有人晕倒了，旁边又没有其他人，应走过去实施急救。在救人前，为了转移医疗责任和风险，一定要先呼救。尽快到达倒地者身边，第一个动作是在10秒钟内完成快速诊断晕倒者是否猝死。如果意识丧失无反应，呼吸不正常如喘息、颈动脉搏动消失等说明是猝死。

在假定患者心脏骤停时，你必须立即大声呼救并拨打"120"急救电话，或找身旁的人帮你打电话，并要旁人留下来协助你，这一方面是为了转移医疗责任和风险，有人帮忙做见证而不被诬陷。在等救护车期间可徒手急救，做心肺复苏。

### 6. 突然发生抽筋

运动时一旦抽筋，人们往往会各种"土法"轮番上阵，比如使劲儿捶、用力拉伸、揉、按等。但这些动作只能在一定程度上改善血液循环，并没有拉开肌肉，不能很快解决问题。对于运动时常见的腿部痉挛，最好的方式是通过勾起脚尖、挺直膝盖等牵拉动作强制拉开肌肉。

最初的阵痛过后，抽筋处还会隐隐作痛几天，可以用轻柔按摩的方法来缓解疼痛。对于运动时的轻微抽筋来说，热敷也无大碍。对于着凉引起的抽筋，还是尽量热敷，冷敷反而会进一步加剧抽筋的次数和程度。

### 7. 运动损伤

出现扭伤、拉伤和外伤之后，要立即停止运动，以免加重伤情，并采取相应的急救处理措施。如果出现外伤，要就地取材进行止血、包扎、固定等处理。如果出现肌肉拉伤，应马上在痛处敷上冰块或冷毛巾，保持 30 分钟，切忌揉搓和热敷。

对于急性损伤，在损伤发生后的 24 小时甚至 48 小时内，都必须用冷敷来防止出血和炎症。急性扭伤、拉伤大都伴随着剧烈的疼痛，如果疼痛难忍，可以使用外用止痛药，比如扶他林乳胶剂，口服止痛药；如果扭伤部位肿胀、皮肤青紫或疼痛长时间不能缓解，应立即送正规医院就诊。心肺复苏的急救方法如下：

由急性心肌梗死、脑卒中、严重创伤、电击伤、溺水、挤压伤、踩踏伤、中毒等多种原因引起的呼吸、心搏骤停的伤病员。

1. 心肺复苏概述

（1）对于心跳呼吸骤停的伤病员，心肺复苏成功与否的关键是时间。

（2）在心跳呼吸骤停后 4 分钟之内开始正确的心肺复苏，8 分钟内开始高级生命支持者，生存希望大。

2. 重点提示

抢救生命的黄金时间是 4 分钟，现场及时开展有效的抢救非常重要，我们每一个人都应该掌握心肺复苏技术。

3. 步骤与方法

（1）判断意识。轻拍伤病员肩膀，高声呼喊：

"喂，你怎么了！"

（2）高声呼救。"快来人啊，有人晕倒了，快拨打急救电话"或赶快呼叫场馆内的急救人员。

（3）将伤病员翻成仰卧姿势，放在坚硬的平面上。

（4）打开气道。成人：用仰头举须法打开气道，使下颌角与耳垂连线垂直于地面。

（5）判断呼吸（一看，看胸部有无起伏，二听，听有无呼吸声三感觉，感觉有无呼出气流拂面）。

重点提示：判断呼吸的时间不能少于 5~10 秒钟。

（6）口对口人工呼吸

救护员将放在伤病员前额的手的拇指、食指捏紧伤病员的鼻翼，吸一口气，用双唇包严伤病员口唇，缓慢持续将气体吹入。吹气时间为 1 秒钟以上。吹气量700—100 毫升（吹气时，患者胸部隆起即可，避免过度通气），吹气频率为 12 次/分钟（每 5 秒钟吹一次）。正常成人的呼吸频率为 12~16 次/分钟。

（7）胸外心脏按压

按压部位：胸部正中两乳连接水平。

按压方法：

①救护员用一手中指沿伤病员一侧肋弓向上滑行至两侧肋弓交界处，食指、中指并拢排列，另一手掌根紧贴食指置于伤病员胸部。

②救护员双手掌根同向重叠，十指相扣，掌心翘起，手指离开胸壁，双臂伸直，上半身前倾，以膝关节为支点，垂直向下、用力、有节奏地按压 30 次。

③按压与放松的时间相等，下压深度 4~5 厘米，放松时保证胸壁完全位复位。按压频率 100 次/分钟。正常成人脉搏每分钟 60~100 次。

重要提示：按压与通气之比为 30：2，做 5 个循环后可以观察一下伤病员的呼吸和脉搏。

4. 注意事项

（1）操作全过程注意保持患者气道开放。

（2）判断呼吸及循环时，应"1001、1002……n 这样数数，以保证判断时间足够。

（3）人工呼吸时，吹气要深而慢，并观察患者有无胸廓起伏。如胸廓无起伏，可能气道通不够，吹气不足或气道阻塞，应重新开放气道或清除口腔异物。

（4）吹气不可过猛过大，以免气体吹入胃内引起胃胀气。

判断循环时，触摸颈动脉不能用力过人，或同时触摸两侧颈动脉，并注意不要压迫气管；颈部创伤者可触摸肱动脉或股动脉。

（5）按压部位要准确、力度要均匀，注意肘关节伸直，双肩位于双手的正上方，手指不应压于胸壁上。在按压间隙的放松期，操作者手掌根不能离开胸壁，以免移位。

# 第二节　社区老年人肌肉力量与平衡能力练习

平衡运动对任何想要改善整体健康状况的人都非常重要，可以建立协调，稳定关节并帮助身体作为一个强大紧密的力单元运动——这对老年人尤为重要。

## 一、改善肌肉功能的练习

### （一）上肢力量练习

1. 提拿放练习

可以放在侧面。然后拿下来。左、右手一组，各做 8～12 次，每次练习 3～4组，组间充分休息。

动作要求：手臂保持一定的弯曲度，不要完全伸直以免发生拉伤。

注意事项：重量适应，注意休息。

2. 抗阻力屈臂练习

动作方法：坐在椅子上，一手扶扶手，一手持重物。可以是沙袋、水桶、阻力带等等。重量适宜。练习时屈肘将重物提起后坚持 1～3 秒后放下。左右手一组，各做 8～12 次，每次练习 3～4 组，组间充分休息。

动作要求：动作放慢。

注意事项：重量适应，注意休息。

3. 坐位屈臂撑练习

动作方法：坐在椅子上，有扶手且牢固，双腿伸直或者弯曲。动作时尽量靠手臂力量将身体撑离椅子，坚持 1～3 秒，然后坐回。一组各做 8～12 次，每次练习 3～4 组，组间充分休息。

动作要求：动作放慢。

动作方法：简易握力练习器，进行握力练习，每组练习感觉肌肉酸胀为止，左、右手各 3~4 组。此练习可坐卧时练习，也可走路练习，走路时可根据走路频率进行握力练习同时计数。

动作要求：抓握保持一定的连续性，次数视个人情况而定。

注意事项：握力走路时练习，注意力集中，防止跌倒。

## （二）下肢肌力练习

### 1. 站立踮脚练习

动作方法：选择一面墙壁或者较为牢固可以扶持的地方，身体保持直立，膝盖可略微弯曲；双手扶墙，脚后跟向上提起，保持前脚掌着地，停留 3~5 秒后，脚后跟缓慢着地，休息 1~3 秒后进行下一次，每次练习进行 8~12 次，每次练习 3~4 组，组间充分休息。能力较好者，可增加练习组数①。

动作要求：脚后跟抬起时，保持身体直立。

注意事项：身体易前倾，脚后跟落地时过于用力，易造成脚踝和脚后跟损伤。当身体左右晃动，或者脚踝无力时，即可停止练习，坐下休息，并活动脚踝，拍打小腿，放松肌肉。

### 2. 坐位负重踮脚练习

动作方法：可坐在椅子或者床边，高度刚好保持大腿水平，小腿垂直于地面。大腿上可以根据个人情况放置重物，如书籍、沙袋、暖水袋等，然后脚后跟向上提起，保持前脚掌着地，停留 3~5 秒后，脚后跟缓慢着地，休息 1~3 秒后进行下一次，每次练习进行 8~12 次，每次练习 3~4 组，组间充分休息。能力较好者，可增加练习组数。

动作要求：脚后跟抬起时，保持小腿垂直于地面，不要与地面所成角度过大。

注意事项：负重重量不要过大，易造成脚踝和脚后跟损伤。组间充分休息，并活动脚踝放松肌肉。

### 3. 坐位蹲起练习

动作方法：坐在床上或者椅子（有扶手）上，大腿与地面平行，尽量靠

---

① 吴雪萍编；陈佩杰总主编. 老年人日常健身运动指南/运动即良药. 北京：科学出版社，2018.06.

腿部力量保持身体下蹲和站起动作，也可手支持辅助练习。缓慢站立后休息1~3秒进行下一次动作；每次进行 3~4 组练习，每组 8~12 次。

动作要求：尽量靠腿部力量保持身体下蹲和站起动作，也可手支持辅助练习。

注意事项：如果在动作过程中腿部力量不足以支持身体下蹲或者站起时要进行放松和休息。

4. 扶墙蹲起练习

动作方法：面对墙站好，两脚开立与肩同宽，脚尖朝前。身后放一把椅子，手扶墙下蹲至大腿与地面平行，完全靠腿部力量保持身体下蹲和站起动作。保持 3~5 秒，缓慢还原动作，休息 1~3 秒进行下一次动作；每次进行 3~4 组练习，每组 8~12 次。

动作要求：不要坐在椅子上，身体距离椅子要有一定距离。

注意事项：如果在动作过程中腿部力量不足以支持身体下蹲或者站起，可坐在椅子上休息。

5. 攀登练习

动作方法：上楼梯时，上体微微前倾，整个脚落实后再发力攀登，同时手扶栏杆。下楼梯时，上体微微后仰，整个脚落实后再迈步，同时手扶栏杆。以每段楼梯 12 级台阶为例，可连续攀登 2~3 段为一组，稍事休息后，再继续攀登。

动作要求：不要太快，每一步落实以后再继续，有能力者可摆动上肢协调攀登。上楼梯身体前倾，下楼梯身体后仰。不可迈步过大，每一步可以攀登1~2级台阶，避免跳跃式攀爬。

注意事项：感觉吃力时，要手扶栏杆，避免摔倒。

以上几种下肢力量练习方法根据个人情况，适当增加负荷，可以增加练习次数，也可以增加负重。

（三）增强核心肌力

1. 平板支撑练习

动作方法：俯卧，双肘弯曲支撑在地面上，肩膀和肘关节垂直于地面，双脚踩地，身体离开地面，躯干伸直，头部、肩部、胯部和踝部保持在同一平面，腹肌收紧，盆底肌收紧，脊椎延长，眼睛看向地面，保持均匀呼吸。每组保持30秒左右，每次训练4组，组与组之间休息。

动作要求：肘关节和肩关节与身体保持直角。在地板上进入俯卧姿势，用脚趾和前臂支撑体重。手臂成弯曲状，并置放在肩膀下。任何时候都保持身体挺直，并尽可能最长时间保持这个位置。如果用脚趾完成不了动作，可用膝盖支撑。

注意事项：若要增加难度，手臂或腿可以抬高，或者背部增加负重，或者用瑞士球辅助练习。

2. 侧支撑练习

动作方法：侧卧在软垫或者床上上，手臂弯曲约至90°支撑身体，头部、背部、臀部、双脚应该保持一条直线，然后将身体向上抬起至整个身体成一直线，保持动作10~30秒，初练者可以10秒为起步，随着肌耐力不断的提高，延长支撑时间。

注意事项：可以伸直手臂代替弯曲手臂、利用软垫或厚毛巾垫于手臂下，避免过度承受压力以致受伤。

3. 仰卧挺臀练习

动作方法：仰卧床上或者垫子上，屈膝分腿，两脚靠近臀部并踩在地面上。臀部抬起做举髋动作，向上挺时，臀肌用力收紧、收缩肛门，保持3~4秒后还原。此动作反复做10次。

注意事项：腹部放松，挺臀时尽量向上，夹紧臀肌。

可以负重，用适宜重量的沙袋、水瓶放在髋部。

4. 屈腿挺腰练习

动作方法：身体直立，双脚开立与肩同宽。屈膝下蹲，膝关节角度大约135°。双手掐腰，上体挺直前倾至与地面平行。返回时挺直腰同时腿蹬伸成站立姿势。能力强者可抗阻力练习，可提水桶、沙袋等重物完成此动作。

注意事项：做此练习时，可在前面放一把椅子，如果不能完成动作，可用手辅助。亦可以增加负重和练习次数。

## 二、改善平衡功能的练习

### (一) 静态平衡

**1. 金鸡独立练习**

练习方法：面向墙壁或者桌子站立，半臂距离，双手扶墙或者桌子，单脚支撑。练习时双手离开墙或者桌子约5厘米，单脚维持平衡站立，坚持30秒，然后扶墙。

动作要求：上身保持直立，避免前后左右倾斜。左、右脚各2~3组。

注意事项：练习时，头保持正直，不能低头，身体不能过于倾斜，避免身体过大幅度的移动，造成摔倒。重心晃动剧烈时，可手扶墙或者桌子。在练习单脚站立时，应检查周边环境是否有不安全因素，例如，手扶椅子或者桌子是否牢固稳定、地面是否平稳、周围是否有棱角等尖锐物体。如果老年人年龄较高或者有疾病、功能性障碍，旁边应有看护人员。此方法也可以闭眼练习。

**2. 线性站立练习**

练习方法：面向或侧向墙壁或者桌子站立，半臂距离，手扶墙或者桌子，双脚站在一条直线上，一脚在前一脚在后站立，后脚脚尖靠在前脚脚跟处。练习时手离开墙或者桌子约5厘米，维持平衡站立，坚持30秒，然后扶墙。

动作要求：上身保持直立，避免前后左右倾斜。左右脚可以互换位置，3~4组。

注意事项：练习时，头保持正直，不能低头，身体不能过于倾斜，避免身体过大幅度移动，造成摔倒。重心晃动剧烈时，可手扶墙或者桌子。此法亦可以闭眼练习。

**3. 重心移动练习**

练习方法：双脚平行站立，与肩同宽，面向或侧向墙壁或者桌子。伸手距离墙壁或者桌子一定距离，然后试探性缓慢移动重心，可以前倾，或者侧向倾斜，最大限度地维持平衡。直到平衡被打破，手扶墙壁或者桌子。重心移动距离因人而异，每组保持平衡时间为30秒。

动作要求：上身先保持直立，试探性缓慢移动重心，直到不能保持平衡，

3~4组。

注意事项：距离墙壁距离不要太远，避免摔倒。

## （二）动态平衡

在进行动态平衡练习前需要慢跑热身，活动踝关节、膝关节等多处关节，使得肌肉微微发热，防止运动过程中发生肌痉挛等情况。

### 1. 避障练习

练习方法：在家或者公园，可自行设置障碍物，最好摆放方式不规则。例如：可在家中随机放置若干凳子，可练习绕凳子。快速步行躲避障碍物，不触碰障碍。每次练习5分钟，共练习三组，每组中间休息1分钟。

动作要求：路线以曲线为主，避免过多直线运动。

注意事项：障碍物避免有棱角，防止划伤，地面需要平稳没有杂物，鞋子合脚舒适，防止躲避障碍物时滑到、摔倒等；行走过程中应避免重心发生连续改变，防止摔倒。

### 2. 半蹲侧移步练习

动作方法：两脚分开，膝盖微屈，两手叉腰，上身保持直立；保持状态，侧向移动；向左移动3~5米后反向移动，每次练习2分钟，进行3~5组，每组休息1~2分钟。

动作要求：移动时全脚掌着地，速度适当。

注意事项：选择适当场地，避免摔倒等；速度适中，移动幅度不宜过大，避免造成关节损伤。

### 3. 多方位弓步练习

注意事项：注意运动场地不能太滑，防止滑倒摔伤；膝关节不能过于屈曲，防止膝关节、踝关节损伤。姿势变换时，保持身体平衡，避免重心左右摆动，以免出现摔倒、崴脚等情况。

### 4. 多方位缓慢踏步

动作方法：分别向身体的正前正后方、左右两侧以及左右前方45°和左右后方45°做缓慢踏步练习。由站立姿态开始踏步，每个方位踏出8~10步，练习可按照一定顺序进行，每个方位练习1次为1组，进行3~4组练习，每组间隔休息时间 2~3 分钟。

动作要求：踏步高度不能太高，两脚全脚掌着地。

注意事项：注意运动场地不能太滑，防止滑到摔伤；膝关节不能过于弯曲。踏步方位变换时，保持身体平衡，避免重心左右摆动，以免出现摔倒、崴脚等情况。

5. 太极拳扇、健身操、广场舞蹈类

太极拳扇、健身操、广场舞蹈类运动深受广大老年人喜爱，有大量研究证明太极拳和广场舞可提高老年人平衡能力，广大老年人可根据自身喜好，选择喜爱的套路学习和练习。每周活动 2~3 次，每次 45 分钟左右。

注意事项：根据天气、温度选择适宜的练习场所，练习前做好服装、场地、器械的准备和足够的热身活动。

## 第三节　社区老年人柔韧性与心肺功能练习

伴随着年龄的增长，身体柔韧性会逐渐减弱，特别是进入中老年阶段，动作幅度会逐渐减小，运动速度也减慢，会引起各种损伤和疾病，影响正常的工作和生活。因此进行适当的身体柔韧性练习对于中老年人身体健康具有积极的促进作用。研究表明通过科学的训练方法可以改善关节活动度，提高身体的柔韧性。

### 一、提高身体柔韧性的练习

#### （一）上肢关节

1. 压肩

练习方法：面向站立于椅子、桌子、肋木、楼梯栏杆、墙壁等可以抓握扶靠的物体前面，或者其他人帮助。手抓握的位置高度略高于腰。双脚开立稍宽于肩，直臂屈体下压肩部。动作过程中可以面朝下压两侧肩部，也可以上体旋转压某一侧肩膀。

动作要求：根据个人身体情况，直腿站立，屈体下压幅度以感觉肩膀绷紧，酸胀为准，如果发生疼痛，立即停止。每次练习 10~20 次为一组，2~3 组。

注意事项：抓握物体要牢固，下压幅度因人而异，不宜过大，应先进行试探性的下压。下压速度应缓慢，可以进行有频率的动态下压，亦可以下压至最低点保持几秒钟后返回。此法亦可以两人一起配合完成练习，两人面对站立，相距 1~1.5 米，上体前倾，两手互扶肩膀，接着连续向下振压肩膀，或者屈体转动。其动作要求和注意事项同上。

2. 背后扶物下蹲

练习方法：背向站立于椅子、桌子、肋木、楼梯栏杆、墙壁等可以抓握扶靠的物体前面，或者其他人帮助。直臂后伸，手抓握的位置高度略高于腰。双脚开立与肩同宽，屈腿缓慢下蹲下压肩部。

动作要求：根据个人身体情况，屈体下蹲幅度以感觉肩膀绷紧，酸胀为准，如果发生疼痛，立即停止。每次练习 10~20 次为一组，2~3 组。

注意事项：抓握物体要牢固，下压幅度因人而异，不宜过大，可以进行试探性的下压。下压速度应缓慢，可以进行有频率的动态下压，亦可下压至最低点保持几秒钟后返回。

3. 背后两手抓握

练习方法：一手从颈后沿脊柱下移，一手从背后沿脊柱上移，两手在背后抓提。

动作要求：肩部尽量打开，屈肘，抬头挺胸

注意事项：可先做压肩等辅助练习，尽量扩大肩部活动范围。当两手不能背后抓握时，可借助木棍和毛巾。练习方法为两手抓握木棍和毛巾后，尽量使两手距离靠近，两手交替牵引。

4. 扶物转体

练习方法：侧向站立于肋木、楼梯栏杆、墙壁等稍高的物体前面，或者其他人帮助。手抓握的位置高度与肩部相同。双脚开立与肩同宽，手抓握扶持物体牢固，不要脱手。身体转动，可以背向转动，亦可以面向转动。

动作要求：转动过程中速度缓慢，动作幅度以个人转动的最大幅度为止，以感觉肩膀绷紧，酸胀为准，如果发生疼痛，立即停止。每次练习 10～20 次为一组，2～3 组。

注意事项：抓握物体要牢固，转动幅度因人而异，不宜过快，试探性的转动。可以有频率的转动，亦可以转动至最大幅度静止几秒钟后返回。

5. 手腕活动

动作方法：直立或坐位皆可。双手十指交叉放于胸前，手心向身体，然后翻转双手手心向外，同时向前或向上推出，静止几秒钟后返回。

动作要求：推出速度缓慢，尽量推到上肢伸直。

注意事项：手腕或者手指发生疼痛时，立即停止。

（二）脊柱

1. 颈部拉伸

动作方法：直立或者坐位，一手叉腰。一只手辅助颈部向前、两侧拉伸。颈部向后时双手扶于前额，向后仰头。

动作要求：拉伸速度缓慢，幅度适中，不可过快过猛，以免拉伤。

2. 俯卧上体直臂撑起

练习方法：俯卧床上或者垫上，双臂支撑，抬起上体，髋部以下不要离开垫子，保持 30 秒。可做 2～3 组。

动作要求：腿伸直，双臂支撑，两手支撑点尽量靠近雕部。

注意事项：髋部以下不可离开垫子。

3. 体侧运动

练习方法：两脚开立与肩同宽，一手叉腰，一手斜上举。上体向一侧倾斜，保持几秒钟后返回，两侧交替。

动作要求：上体尽量侧向倾斜至最大幅度。

注意事项：倾斜速度缓慢，幅度慢慢增大。此法可以自己完成，也可以由其他人辅助完成。

4. 体转运动

练习方法：两脚开立与肩同宽，两臂侧平举，上体以脊柱为轴做左右转体运动。一组 10~20 次，可做 2~3 组。

动作要求：抬头挺胸，左右转体至最大幅度。

注意事项：转动速度缓慢，幅度缓慢增大。

5. 跪姿前屈

练习方法：跪于垫子上，臀部坐与脚后跟，两臂上举，上体前屈，伏于垫子上。30 秒，可做 2~3 组。

动作要求：双臂保持伸直，肩部下压，脊椎下压。

6. 拉伸类体操

拉伸类体操自古就有，如我国古代的易筋经、八段锦、马王堆引导术，印度的瑜伽，这些拉伸类体操是人类文化结晶，其各种动作能对身体各个部位进行拉伸，也是广大老年人比较喜爱的拉伸类运动。我国编创的广播体操系列，也能起到一定的作用，练习者可根据个人喜好和身体条件进行选择练习。

（三）下肢关节

1. 站立肋木压腿

动作方法：面向或者侧向站立于肋木、栏杆、桌子、台阶前，距离为脚能放置其上即可。高度因人而异，可高于腰部，可低于腰部。单腿站立，另一条腿放置其上，屈体下压。

动作要求：两腿尽量伸直，试探性下压，速度缓慢，幅度尽量使上体靠近腿部。每组下压 10~20 次，交站立肋木压腿，换腿做，可做 3~4 组。

注意事项：站立脚要稳定，高度选取要合适，不可过高。下压速度、幅度适当，发生疼痛时停止。

2. 站立屈体下腰

动作方法：双脚开立稍宽于肩，或者并拢，屈体下腰，双手尽量触地或者抓握脚踝。

动作要求：屈体下腰速度缓慢，幅度因人而异，至大腿后侧肌肉韧带感觉紧绷、酸胀为止。

注意事项：速度不可过快，幅度不可过大，试探性地触地。可动态不断触地，也可以触地保持几秒之后返回。此法亦可以在床上、垫子上完成。动作方法是坐于床上、垫子上，双腿合拢伸直，上体屈体下压，尽量使上体靠近腿部。动作要求与注意事项同上。

3. 弓步压腿

弓步压腿

动作方法：站立向前弓步迈出，双手放于前腿膝盖上，或者双手合掌上举。前腿弓步，后腿蹬直，重心下降至最低点后返回。每条腿可以做 10~20 次，2~3 组。

4. 侧压腿

动作方法：站立侧向迈步，一条腿伸直，一条腿呈下蹲姿势。双手可扶与腿上，也可以触地。保持姿势稳定。然后重心下降至最低点后返回。每条腿可以做 10~20 次，2~3 组。

动作要求：抬头挺胸，上体保持正直，或者适当前屈。迈步不可过大，亦不可过小。其中一条腿在下压过程中保持蹬直状态，膝盖不可弯曲，脚尖可以绷直，也可以勾起。感觉髋关节角度侧向最大限度拉伸。

注意事项：下压速度和幅度因人而异，试探性下压，直到重心最大限度。

5. 抵趾前移

练习方法：面对墙壁、台阶或者桌腿站立，一脚在后站立，另一脚迈出，脚后跟着地，脚趾抬起抵住墙壁、台阶或者桌腿。膝盖伸直，身体前移，减少小腿与脚底形成的夹角。

动作要求：膝盖尽量不要弯曲。

注意事项：前移幅度缓慢增加，直到感觉韧带、肌肉酸胀、紧绷为止。

6. 仰卧抱腿

练习方法：平躺床上或者垫子上，屈膝或者直腿抬起，双手抱腿向胸前靠近，或者由其他人辅助完成。

动作要求：速度缓慢进行，幅度根据个人情况而定。可以动态有频率地抱腿，也可以静止几秒钟后返回。

注意事项：直腿时，膝盖尽量不要弯曲，用力缓慢，幅度不可过大，避免拉伤。

7. 跨栏坐

动作方法：坐于垫上，一腿向前伸直，另一腿侧向并弯曲折叠放于体侧呈坐立状。例如，跨栏运动员过栏动作，然后上体前倾，尽量靠近腿部。

动作要求：前腿伸直，后腿与前腿夹角大于90°。

注意事项：上体前倾速度和幅度适当，可以试探性下压，速度和幅度因人而异。

8. 跪姿后躺

动作方法：双腿并拢跪于垫子上，臀部坐在脚后跟上，然后上体后躺，直至躺在垫子上。

动作要求：髋关节打开，大腿与小腿折叠充分

注意事项：后躺时缓慢进行，如不能完成，可由其他人辅助完成。

二、改善心肺功能的练习

运动锻炼可以改善老年人的心肺功能，增强心肌收缩力，增加心输出量。适当地进行体育锻炼还可以刺激血管收缩和舒张，加强血管壁细胞的氧供应，增强代谢酶的活性，改善血液脂质代谢，降低血清总胆固醇和甘油三酯，减少脂肪的积累。运动时人体肺通气量增加，改善肺脏的通气换气功能，可以保持肺组织弹性、呼吸肌力量和胸廓的活动度，从而提高心肺功能适应水平，减少患心脏病的风险[①]。

（一）呼吸保健操

进行锻炼前先做一些深呼吸动作，以缓解由于胸廓横径变小而对呼吸运动产生的不利影响。两脚分开站立，左右手放于小腹部相叠。全身放松，用鼻子慢慢吸气，横隔下沉，腹部相应隆起，手部可以感觉到这种起伏，可以用手在腹部适当地增加压力；用口慢慢呼气，直到腹部变瘪为止。一吸一呼为一次，

---

① 吴雪萍编；陈佩杰总主编. 老年人日常健身运动指南/运动即良药. 北京：科学出版社，2018.06.

练习 10 次左右。

1. 坐式呼吸操

第一节腹式呼吸：坐于凳子上，两脚分开与肩同宽，两手垂直自然放下。用鼻子吸气，慢慢鼓腹，用口呼气，慢慢收腹。

第二节侧屈运动：坐于凳子上，两手交叉放于脑后。躯干向右侧弯，呼气；还原动作时吸气。两侧轮流，方向相反。

第三节压胸运动：坐于椅子上，两臂屈曲于胸前交叉，上臂和肘部贴近胸廓。呼气时低头弯腰，两臂自然挤压胸部；吸气时缓慢挺腰，还原为预备动作。

第四节转体运动：坐于凳子上，两手向上举起，五指交叉，翻腕。向右转体，吸气；还原到预备动作，呼气。两侧轮流，方向相反。

第五节转体弯腰：坐于凳子上，两腿伸直分开，两臂侧平举。弯腰同时向左转体，以右手触碰左膝（有能力者触碰左脚），呼气；还原时吸气。两侧轮流，方向相反。

第六节折体呼吸：坐于板凳上，两臂自然下垂，稍挺胸。呼气并弯腰低头，至胸部贴近大腿，同时两臂后摆；吸气，慢慢还原到预备姿势。

第七节抱膝呼吸：坐于凳子上，两臂自然下垂。左腿屈曲提起，两手抱小腿中下段，使膝靠近胸部，呼气；还原时吸气。两侧轮流。

第八节整理运动：放松站立，两手垂直自然放下。两手从前向后画圆，抬头，吸气；两臂从后往前画圆，抬头，呼气。

2. 站式呼吸操

第一节举手呼吸运动：直立，两臂自然下垂。两臂前平举，掌心相对，两臂上举并抬头看手，吸气；两臂还原到前平举，呼气。还原到预备姿势。

第二节扩胸呼吸运动：直立，两臂自然下垂。左腿向左侧跨出一步，同时两臂胸前平屈后振，上体向左转体 90°，同时两臂侧平举后振，两脚不能移动，吸气；上体右转 90°，两臂胸前平屈后振，呼气，还原成预备姿势。两侧轮流，方向相反。

第三节提臂呼吸运动：直立，两臂自然下垂。两手掌心向上，两臂弯曲，逐渐上提至下颌处，同时鼻子吸气；两手翻掌慢慢下按，同时呼气。

第四节踢腿呼吸运动：直立，两臂自然下垂。两手叉腰，左腿伸直前踢，吸气；落下还原，呼气。双腿轮流。

第五节展臂呼吸运动：直立，两臂自然下垂。两臂经前上举（掌心相对）吸气，同时左脚向左前方迈一步，重心落于左腿，右脚尖点地；两臂经前落下，呼气，同时左脚收回，还原动作。两侧轮流，方向相反。

第六节转腰呼吸运动：直立，两臂自然下垂。右手掌搭左肩上，左手背贴在右侧后腰部，同时上体向左转，头稍低，眼看左脚跟，吸气；还原成预备姿势，呼气。两侧轮流，方向相反。

第七节立位呼吸运动：直立，两臂自然下垂。提脚踵同时尽量吸气，落脚踵呼气。

做完以后稍微进行身体的放松运动，也可以慢慢步行5分钟，感受呼吸操带来的身体上的变化。

两套呼吸操可以根据个人的需要自行选择，也可以两套轮流交替，每次练习3~8次，长期坚持下去能够很好地改善心肺功能。

（二）健步走

健步走是一项流行的大众运动，特点是易于学习，不易发生运动伤害；不受年龄、时间和场地的限制；讲究姿势、速度和时间的控制。健步走的速度和运动量介于散步和竞走之间，适宜的强度对老年人心肺功能的增强有很大帮助。

进行健步走之前应该先适当的活动一下肢体，保持全身放松，调整呼吸，使呼吸平静而均匀。进行健步走时在自然行走的基础上，躯干伸直、收腹、挺胸、抬头，随走步速度的加快而肘关节自然弯曲，以肩关节为轴前后自然摆臂，同时腿朝前迈，脚跟先着地，过渡到前脚掌，然后推离地面。健步走时，上下肢应协调运动，并配合深而均匀的呼吸。

在进行健步走练习时，根据自身情况可以选择不同的速度，速度越快锻炼效果越好，一般有三种速度可供选择：慢步走（每分钟70~85步）、中速走（每分钟85~110步）、快步走（每分钟110~140步）、极快速走（每分钟140

步以上）。进行健步走锻炼时，每周保证 3~5 次；每次必须行走 20~30 分钟。走完之后不要立即停下来，至少再进行 2 分钟左右的慢走。

（三）踏步运动

原地踏步运动对于不愿意出门锻炼的人来说是非常适合的，在家就可以随时运动。运动前做一些准备动作，如正压腿、弓箭步压腿和扩胸运动等；运动时调整呼吸，原地踏步走 20 分钟左右。长期坚持下去，可使平时心跳变的慢而有力，增强心肌的韧性和强度，减少心肺疾病的发生。

做原地踏步时，要求全身放松、抬头、目视前方、略挺胸、微收腹；两臂前后摆动，大腿带动小腿踏步，提足跟，脚尖不离开地面，练习 1 分钟，然后再抬高大腿，脚掌稍离地面，练习 2 分钟。步伐要轻松而稳健，自然而有节律，身体的重心落在脚掌前部，着地时，脚后跟在先，脚趾在后。速度上，大致为每分钟原地踏步 60~90 步，每次进行 15~20 分钟。踏步的同时，两手旋转按摩腹部，每走一步按摩一圈，顺时针方向和逆时针方向交替进行，可以增强胃肠道功能，适用于有胃肠道疾病的人。运动完后做一些扩胸运动、转体运动和踢腿运动等让紧张的肌肉放松放松。

（四）游泳运动

1. 自由泳

动作要求：强调配合的节奏，动作协调自然，以臂腿配合为基础。

练习方法：

（1）陆上模仿

①俯卧凳上做臂腿配合练习。

②原地站立，上体略前倾，两腿原地踏步，两臂做连贯交替的划水动作，模仿自由泳的臂、腿配合技术。

（2）水中练习

①蹬边滑行减速后，憋气打腿、划臂。

②腿、臂、呼吸完整配合。

2. 蛙泳

动作要求：一般采用划臂 1 次，蹬腿 1 次，呼吸 1 次的配合，即两臂外划时腿不动，抬头吸气（早吸气配合技术），内划时收腿、闭气；臂向前将伸直时蹬夹腿，臂腿伸直滑行时呼气。

练习方法：

（1）陆上模仿

原地站立，两臂上举并拢，掌心向前，按4拍做两臂和单腿配合的蛙泳模仿动作。

①第1拍：两臂向侧下分开划动，腿不动。

②第2拍：两臂向内划至胸前，一腿屈膝上提做收腿和翻脚动作。

③第3拍：两臂向上伸直。

④第4拍：腿向下弧形蹬夹，还原成预备姿势，逐步过渡到连贯进行。

（2）水中练习

在臂、腿连贯配合蛙泳的基础上，加上抬头吸气的动作，形成完整配合技术。划手动作不能太快，抬头动作不能太猛。先练臂腿配合2次，呼吸1次的动作，然后过渡到臂腿配合1次，呼吸1次的正常蛙泳。在动作基本正确的基础上，逐渐增长游距。

3. 仰泳

动作要求：身体平直地仰卧水面，两臂交替向后划水时，两腿不停地交替打水，打水6次，划臂2次，呼吸1次，即6∶2∶1配合方式，呼吸与手臂的配合动作为一臂移臂时呼气，另一臂移臂时吸气。

练习方法：

（1）陆上模仿

原地踏步（表示打腿），两臂做连贯交替的划水动作，模仿仰泳的臂、腿配合技术。以6∶2∶1配合模式为主。

（2）水中练习

①蹬边滑行减速后，闭气打腿划臂。

②腿、臂、呼吸完整配合。

4. 蝶泳

动作要求：一般采用腿打2次，臂划1次，呼吸1次的2∶1∶1配合方式，即两臂入水前伸时打第 1 次腿，两臂划水前段时呼气，臂推水时打第 2 次腿，抬头吸气，空中移臂时头还原闭气。

练习方法：

（1）陆上模仿：原地站立，模仿蝶泳两臂的划水和躯干的波浪状摆动。两臂上摆模拟入水时，躯干做完第 1 次波浪状摆动，提臂稍挺膝的姿势。

（2）水中练习

①长划臂（同蛙泳长划臂）结合海豚式打腿，俯卧低头闭气，做长划臂与海豚式打腿结合的动作向前游进。两臂前伸时做第 1 次下打水，两臂推水至大腿旁时做第 2 次下打水。基本掌握后，再配合抬头呼吸的动作。两臂开始抱水时抬头，在推水的过程中吸气，两臂前伸时头入水。

②俯卧滑行后继续低头闭气，做 3～4 次海豚式打腿动作后再做 1 次蝶泳划臂动作。

③一臂前伸不动，另一臂做自由泳划水，每划 1 次交换手臂，两腿做海豚式打水动作。这一练习可以采用自由泳侧转头式吸气。④俯卧滑行后继续低头闭气，做蝶泳 2 次腿 1 次臂的正常配合动作向前游进，基本掌握后加上呼吸动作：臂、腿做 2～3 个配合动作呼吸 1 次，逐步过渡到正常的 2：1：1 的完整配合。

5. 注意事项

（1）身体检查：老年人在游泳前要经过全面的身体检查，包括心率、血压、心电图等。

（2）选择好的水源：在游泳时尽量选择水流缓慢、水质清晰、无污染的游泳场地，而且要有医务人员监督的，以免出现意外情况。

（3）个人自我保护：游泳时如果不注意个人卫生，容易引起眼、耳、鼻的感染和疾病的发生，如红眼病、中耳炎、鼻炎等，为了防止这些疾病，除了注意个人卫生外还要搞好池水的消毒，掌握适合的呼吸、憋气的方法要领。

（4）运动监控：对于老年人来说，一般以蛙泳和仰泳为好，游泳时适当的安排运动量和运动强度。游泳时心率和速度有关，为了保持心率在合适的范围内尽量保持游泳的速度不要太快，如果发现心率明显加快或感到不适，应该停止运动进行检查。

（5）防止肌肉痉挛的发生：做好充分的准备活动，下水前用冷水淋湿全身，使身体适应冷的刺激；多做一些腰部和四肢的伸展拉伸运动；对于容易发生痉挛的肌肉进行适当的按摩；在疲劳、饥饿时不要下水游泳。如果发生痉挛不要紧张，进行适当的处理，如机体放松，转换游泳的姿势，及时向救生员求救。

（6）酒后禁止游泳：由于酒精对大脑机能有抑制作用，人的自控能力和判断思维能力降低，有的还会引起呕吐、休克等。而且酒后加大了身体与水温的反差，容易引起头晕、肌肉痉挛等，很容易发生溺水事件。

（五）登山运动

1. 步态

登山健身者，会遇到不同路况的山路。首先要寻找轻松的，并能使自己的脚步放松的山路进行锻炼。我们一般的行走状态是，脚后跟先着地，可是在登山中，这样的状态很快就会感到疲劳不堪，而前脚尖先着地也不好。

对于登山锻炼时脚落地的状态，也是众说纷纭。有的说前脚掌着地好，有的则说应该后脚掌着地，经过多年的实际经验和总结，中国登山协会的张志坚博士认为，登山时应该以全脚掌着地为宜。这样实际上是让脚做平面移动，可以节省体力，步伐轻松。

2. 步幅

那么登山锻炼到底用什么样的步幅好呢？张志坚博士认为：应该根据自己的活动量和感觉不断调整步幅。登山的前期为适应期，慢慢地身体开始出汗了，再后来就会打嗝，也就是我们的身体中的一些闷气开始排泄了，以这样的活动量为合适。另外，登山的步伐一定要匀速、不间断，即"不怕慢，就怕站"，这样还可以连续走几个小时，切忌"急行军"。

3. 下山时的落脚点

下山时，有可能遇到的是有浮土和石头、树枝的山路，脚踩地时容易引起滑动，尤其是下山时不易清晰地看到路况，这就要求我们在下山时注意这些情况。如果是较陡峭的下坡，应以后脚跟来谨慎地探索着地，再让脚底全面着地。

4. 可能发生的症状

（1）胸闷与胸痛：在进行登山活动不久就感到胸前区发闷、发胀、发痛等症状，这是由于心脏缺血所引起的心疼痛或冷空气刺激支气管而引起的气管痛症状，可能有冠状动脉硬化。另外，心脏肥大者和贫血者也容易并发此症。一旦发生，应做检查，然后根据结果进行必要的处置。

（2）热抽筋：如果我们在长时间的登山过程中，出汗也就是失水过多的情况下，再加上不适当的休息，那么肌肉就可能抽筋。这时就应该立即休息，并按摩抽筋部位的肌肉，使其慢慢地舒展开来。同时，立即补充水分，最好是吃点带盐的食品。

（3）擦伤：我们在上山、下山时，有时跌倒，手或脚就会被岩石或树枝擦伤。如果是很小的伤口，就用随身带的创可贴简单包扎一下。如果是伤口很深，就要找纱布层层按压，然后包裹起来止血。

（4）头部外伤：如果恰巧头部发生外伤，山友或同伴应该就地观察是否有急性出血现象，如有应立即止血，注意不要鲁莽地搬动患者的头部，而应使其尽量保持安静。

（5）扭伤：关节忽然扭伤会伴随着肌腱组织撕裂或离位，伤者疼痛难耐，受伤部位肿胀，时间一长还会出现青肿斑。此时最好全方位活动关节，先确定是否扭伤，但不要过于剧烈地摆动伤处，否则会导致永久性损伤。用冷水浸泡伤处，可以缓解青肿，还可用绷带支持，抬高伤肢，充分休息。若继续走路就不要脱鞋，鞋还可起到夹板的作用，又不至于脱下来穿不上。

（6）中暑：坚持登山健身的朋友，一年四季不会改变。那么在烈日炎炎的盛夏季节，如何应对中暑的情况呢？人体中暑时，是由于累积了太多的热而使重要器官的温度升高到危险的程度。这时人的意识就会变得模糊；脉搏加快，头痛；虚弱；皮肤热烫。这时，附近的山友应该将患者就近扶到阴凉处，往患者的头上、身上泼水，人工降温，并灌十滴水、凉水等，在人中处涂抹风油精。有条件的，最好在实施这些方法后，就近抬下山去。

# 第五章　社区老年人身体机能与运动计划制定

现在老年人体育锻炼是一个非常热门的话题，这主要是因为我们国家逐渐步入老龄化社会，老年人越来越多，增强老年人的体质就成为一个亟需解决的问题。无论是老年人还是年轻人，进行必要的身体锻炼是增强体质的最好方法。但是老年人身体器官在逐渐退化，肌肉在逐渐萎缩，锻炼的时候强度不能太大，避免因为锻炼导致关节损伤。

## 第一节　社区老年人身体机能基础检测

全面、正确地了解长者的身体、病症和精神状况，根据长者的身体情况、疾病和需求，科学制定最佳的照护计划，提供更为精准的服务。护理方案"一人一案"，根据评估等级提供标准、规范的养老服务，让长者和家属更加舒心、放心。

### 一、肌肉力量测试

#### （一）30 秒胸前臂弯举测试

测试目的：测量上肢力量。

测试工具：秒表，哑铃（男 3.6 千克，女 2.3 千克），椅子。

测试方法：受试者坐在椅子上，后背直立，脚平放在地上。身体的优势手臂侧（有力手臂侧）靠近椅子边缘，优势手臂侧的手握住哑铃。测试开始时，手臂位于体侧，垂直于地面，掌心朝向椅子。在听到"走"指令后，受试者转动手掌的同时完成臂弯举动作，然后伸展手臂还原，最后保持手握哑铃姿势。受试者在 30 秒内尽可能多地完成臂弯举动作。测试人员跪在受试者的优势手臂侧（或坐在椅子上），手指放在受试者肱二头肌中部，以防其上臂移动，确保整个动作的完成（受试者的前臂屈曲时应该挤压测试人员的手指）。整个测试过程中，受试者上臂保持稳定（相对静止不动），测试人员也可能需要把手放在受试者的肘部，以便受试者知道达到完全伸展的位置，同时预防手臂向后摆动。在测试者示范后，受试者应重复动作 1~3 次，确定受试者掌握正确动作后，才正式开始 30 秒臂弯举测试。

结果记录：记录 30 秒内正确完成动作的次数。如果受试者在测试结束时，臂弯举动作完成已超过一半时，则记为 1 次。

## （二）握力测试

测试目的：握力是评价手臂力量的关键指标之一，它可以对上肢肌肉群的抓握能力进行评价。

测试工具：电子握力计。

测试方法：测试前，受试者测量手握住握力计，另一只手调整握距，将握距调整到测量者感觉舒适的位置。测试时，受试者调整身体直立，两脚分开站立同肩宽，测量手向下倾斜，掌心向内，尽全力抓握握力计。每人进行 2 次测量，取最好成绩，以千克为单位，精确到小数点后 1 位。

表 5-1 评分标准（千克）

| 性别 | 年龄（岁） | 1分 | 2分 | 3分 | | 4分 | 5分 |
|------|-----------|-----|-----|-----|-----|-----|-----|
| 男 | 60~64 | 21.5~26.9 | 27.0~34.4 | 34.5~ | −40.4 | 40.5~47.5 | >47，5 |
| | 65~69 | 21.0~24.9 | 25.0~32.0 | 32.1~38.1 | | 38.2~44.8 | >44.8 |
| 女 | 60~64 | 14.9~17.1 | 17.2~21.4 | 21.5~25.5 | | 25.6~30.4 | >30.4 |
| | 65~69 | 13.8~16.2 | 16.3~20.3 | 20.4~ | −24.3 | 24.4~29.7 | >29，7 |

注意事项：

测试时，受试者禁止摇晃手臂、使用下肢力量、或将测力计靠在大腿上。

如不确定哪只手为有力手，可两只手分别进行测量，记录最大测量值。

测量前，需将仪器调至"0"。

## （三）分钟仰卧起坐测试

测试目的：腹部肌肉的力量和耐力对于核心稳定性来说非常重要，仰卧起坐测试能够对腹部肌群以及臂屈肌群的力量和耐力进行评估。

测试方法：受试者躺在垫子上，屈膝约90°，双脚平放接触地面，双手交叉置于胸前。收紧腹部，收缩腹肌协调用力将躯干向大腿靠拢，然后回到平躺位置。整个过程不要用脖子和上肢发力。躺下后，两肩胛骨接触垫面并重新回到起始点，记为1次。记1分钟内所能完成的次数。

表5-2 1分钟仰卧起坐测试（次）

| 性别 | 年龄（岁） | 1分 | 2分 | 3分 | 4分 |
|---|---|---|---|---|---|
| 男 | 56~65 | <13 | 13~24 | 25~31 | >31 |
| | 65以上 | <11 | 11~21 | 22~28 | >28 |
| 女 | 56~65 | <7 | 7~17 | 18~24 | >24 |
| | 65以上 | <5 | 5~16 | 17~23 | >23 |

注意事项：

仰卧起坐起时双臂肘部触及或超过膝部记为1次。

仰卧时两肩胛必须触垫。

禁止使用肘部撑垫或臀部的力量起坐。

## 二、平衡功能测试

## （一）闭眼单脚站立测试

测试目的：闭眼单脚站立可测试大脑前庭器官的平衡感受功能和全身肌肉的协调能力，反映静态平衡能力，是中老年身体素质的重要测量指标。

测试方法：两手扶于腰间，紧闭双目，选择一条腿单腿站立，抬起脚的高度自己调节，但不能接触支撑脚。从单脚支撑开始计时，支撑脚移位或者抬起脚接触地面结束计时；进行两次测试，取较长的一次作为最后成绩，两次可以变换支撑脚。测试过程中受试者不能睁开眼睛。

表 5-3　评分标准：闭眼单脚平衡能力测试评分标准（秒）

| 性别 | 年龄（岁） | 1分 | 2分 | 3分 | 4分 | 5分 |
|---|---|---|---|---|---|---|
| 男 | 60~64 | 1~3 | 4~6 | 7~14 | 15~48 | >48 |
| | 65~69 | 1~2 | 3~5 | 6~12 | 13~40 | >40 |
| 女 | 60~64 | 1~2 | 3~5 | 6~12 | 13~40 | >40 |
| | 65~69 | 1~2 | 3~4 | 5~10 | 11~35 | >35 |

注意事项：测试时安排 1~2 个人在旁边进行保护，防止受试者跌倒及其他意外情况的发生。

## （二）起立—行走计时测试

测试目的：起立—行走计时测试对灵敏和动态平衡能力进行测试。

测试工具：带有扶手的靠背椅，秒表。

测试方法：受试者身体倚靠椅背，双手置于扶手。如受试者使用助行器（如手杖、助行架等），将助行具握在手中。在座椅前 3 米远的地面上贴一条标记线或放一个明显的标记物。当测试者发出"开始"的指令后，受试者从靠背椅站起，站稳后按平时走步的方式，向前走 3 米绕过标记线或标志物，然后，返回并坐到靠背椅上。此过程不给予任何身体辅助，记录受试者起身离开和再次坐下的时间长度（以秒为单位）以及在走路过程中摔倒的可能性。测试前，受试者可以练习 2 次，以确保受试者熟悉测试内容。

表 5-4　评分标准：起立行走测试评分标准（秒）

| 性别 | 年龄（岁） | 1分 | 2分 | 3分 | 4分 | 5分 |
|---|---|---|---|---|---|---|
| 男 | 60~64 | >5.7 | 5.7~5.0 | 4.9~4.4 | 4.3~3.6 | <3.6 |
| | 65~69 | >6.0 | 6.0~5.4 | 5.3~4.8 | 4.7~4.4 | <4.4 |
| | 70~74 | >6.3 | 6.3~5.6 | 5.5~5.0 | 4.9~4.2 | <4.2 |
| | 75~79 | >7.4 | 7.4~6.4 | 6.3~5.4 | 5.3~4.3 | <4.3 |
| | 80~84 | >7.8 | 7.8~6.9 | 6.8~6.0 | 5.9~4.9 | <4.9 |
| | 85~89 | >93 | 93~7.9 | 7.8~6.5 | 6.4~5.0 | <5.0 |
| | 90~94 | >10.4 | 10.4~8.8 | 8.7~7.4 | 7.3~5.7 | <5.7 |

续表

| 性别 | 年龄（岁） | 1分 | 2分 | 3分 | 4分 | 5分 |
|---|---|---|---|---|---|---|
| 女 | 60~64 | >6.1 | 6.1~5.5 | 5.4~4.9 | 4.8~4.2 | <4.2 |
| | 65~69 | >6.5 | 6.5~5.9 | 5.8~5.3 | 5.2~4.6 | <4.6 |
| | 70~74 | >7.2 | 7.2~6.4 | 6.3~5.6 | 5.5~4.7 | <4.7 |
| | 75~79 | >7.5 | 7.5~6.7 | 6.6~5.9 | 5.8~5.0 | <5.0 |
| | 80~84 | >8.9 | 8.9~7.8 | 7.7~6.7 | 6.6~5.4 | <5.4 |
| | 85~89 | >9.9 | 9.9~8.5 | 8.4~7.3 | 7.2~5.8 | <5.8 |
| | 90~94 | >12.0 | 12.0~10.2 | 10.1~8.6 | 8.5~6.7 | <6,7 |

注意事项：

测试时安排1~2个人在旁边进行保护，防止受试者跌倒及其他意外情况的发生。

## 三、身体柔韧（灵活）性测试

### （一）抓背试验

测量目的：抓背试验是反映老年人肩关节灵活性和活动幅度的重要指标，从而以评估老年人穿衣、运动等日常基本体力活动能力。

测试工具：直尺或卷尺。

测试方法：身体呈自然站立姿势，一只手臂弯曲沿同侧头部手心贴于背部，手指指向地面，尽可能最大程度向下探，另一只手臂弯曲置于背后，手掌朝外手指向上并尽可能去触及另一只手的中指，双手指尖尽量靠近。如果双手指尖恰好能接触到，计为"0"，两只手未能重叠，用刻度尺测量出两只手中指指尖之间的距离，计为"负值"；两只手重叠，测量出重叠部分之间的距离，计为"正值"。

表5-5 评分标准：抓背测试评分标准（厘米）

| 性别 | 年龄（岁） | 1分 | 2分 | 3分 | 4分 | 5分 |
|---|---|---|---|---|---|---|
| 男 | 60~64 | <7.3 | ~7.34.6 | ~4.5——2.2 | ~2.1~0.6 | >0.6 |
| | 65~69 | <~8.1 | ~8.1~~5.3 | ~5.2——2.9 | ~2.8~0 | >0 |
| | 70~74 | V~8.5 | ~8.5——5.7 | ~5.63.3 | ~3.2——0.4 | >~0，4 |
| | 75~79 | <~9.8 | ~9.8~~6.9 | ~6.84.3 | ~4.2——1.3 | >~1.3 |
| | 80~84 | <~10.1 | ~10.17.1 | ~7.0——4.3 | ~4.2——1.2 | >-1.2 |
| | 85~89 | <~10.1 | ~10.1——7.4 | ~7.3~~5.0 | ~4.92.2 | >~2.2 |
| | 90~94 | <~11.1 | ~11.18.4 | ~8.36.0 | ~5.9——3.2 | >~3.2 |
| 女 | 60~64 | <~3.5 | ~3.5~~1.6 | ~1.5~0.2 | 0.1~2.2 | >2.2 |
| | 65~69 | <~4.2 | ~4.22.1 | ~2.00.3 | 0.2~1.9 | >1.9 |
| | 70—74 | <~4.8 | -4.8~~2.6 | ~2.5~~0.8 | ~0.7~1.5 | >1.5 |
| | 75~79 | <~5.4 | ~5.43.1 | ~3.0——1.1 | ~1.0~1.3 | >1.3 |
| | 80~84 | <~6.0 | ~6.0——3.7 | ~3.61.6 | ~1.5~0.9 | >0.9 |
| | 85~89 | <~7.6 | ~7.6——5.0 | ~4.92.8 | ~2.70.1 | >~0.1 |
| | 90~94 | <~8.8 | ~8.8~~5.8 | ~5.7——3.2 | ~3.1——0.1 | >~0.1 |

注意事项：

动作不易过快和过猛，受试者感到明显疼痛时，应停止测试。

每次测试开始之前练习2次，取最好成绩。

（二）座椅体前伸测试

测量目的：用于测试老年人下肢柔韧性，评估老年人良好身体姿势的保持和稳定步态等基本生活能力。

测试工具：30厘米直尺，无扶手直背座椅。

测试方法：受试者坐在椅子边缘，为确保安全椅子尽量靠在墙边。受试者一只脚平放于地板上，另一条腿向前伸并保持膝盖伸直，脚跟置于地板上，脚踝弯曲与小腿成90，将一只手放置于另一只手上面，中指之间重叠，指示受试者吸气，并随呼气身体弯曲双手向脚趾方向伸。将膝盖伸直，在自己最大程度能触及的地方保持2秒，测量此时手指指尖与脚趾之间的距离。

表5-6 评分标准：座椅体前伸评分标准（厘米）

| 性别 | 年龄（岁） | 1分 | 2分 | 3分 | 4分 | 5分 |
|---|---|---|---|---|---|---|
| 男 | 60~64 | <~3.3 | ~3.30.6 | ~0.5~1.8 | 1.9~4.6 | >4.6 |
| | 65~69 | V—3.8 | ~3.8~~1.1 | ~1.0~1.1 | 1.2~3.9 | >3.9 |
| | 70~74 | <~3.8 | ~3.8~~1.2 | ~1.1~1.1 | 1.2~3.8 | >3.8 |
| | 75~79 | <~4.9 | ~4.9~~2.3 | ~2.2~0.1 | 0.2~2.8 | >2.8 |
| | 80~84 | <~6.1 | ~6.1~~3.2 | ~3.10.8 | ~0.7~2.2 | >2.2 |
| | 85~89 | <~5.8 | ~5.8——3.5 | ~34—1.3 | ~1.2~1.1 | >1.1 |
| | 90~94 | <~7.1 | ~7.14.7 | ~4.62.5 | ~2.4~0 | >0 |
| 女 | 60~64 | <~1.2 | ~1.2~1.1 | 1.0~3.1 | 3.2~5.5 | >5.5 |
| | 65~69 | <~0.9 | ~0.9~1.1 | 1.2~2.9 | 3.0~5.0 | >5.0 |
| | 70~74 | <~1.6 | ~1.6~0.5 | 0.6~23 | 2.4~4.5 | >4.5 |
| | 75~79 | <~1.9 | ~1.9~0.2 | 03~2.1 | 2.2~4.4 | >4.4 |
| | 80~84 | <~2.5 | ~2.50.4 | ~0.3~L4 | 1.5~3.6 | >3.6 |
| | 85~89 | <~3.1 | ~3.11.0 | ~0.9~0.8 | 0.9~3.0 | >3.0 |
| | 90~94 | <~5.0 | ~5.0——2.7 | ~2.60.7 | ~0.6~1.7 | >1.7 |

注意事项：

保持背部伸直和头抬起，要避免前伸速度过快，且不要前伸至疼痛。

完成两次测试，取最好成绩。

## 四、心肺功能测试

### （一）2分钟踏步测试

测量目的：测量老年人的有氧耐力。

测试工具：计数器，秒表，卷尺，胶带。

测试方法：要求受试者在2分钟之内，尽可能多地将腿抬到规定的高度。

找到受试者膝盖骨和髂骨（髋骨向前突出的部分）的中点，并用胶带标记。抬腿高度即为地面到该中点的位置。将胶带标记的位置高度标记在附近的墙上，作为指导受试者抬腿的正确高度，"开始"指令发出后，受试者开始交替抬腿，并将每一个膝盖抬到所指示的高度，停止抬腿。成绩是2分钟内受试者完成完整抬腿的次数。

表5-7　评分标准：2分钟踏步评分标准（次）

| 性别 | 年龄（岁） | 1分 | 2分 | 3分 | 4分 | 5分 |
|------|----------|-----|-----|-----|-----|-----|
| 男 | 60~64 | <84 | 84~96 | 97~106 | 107~119 | >119 |
|  | 65~69 | <83 | 83~95 | 96~107 | 108~120 | >120 |
|  | 70~74 | <77 | 77~89 | 90~101 | 102~114 | >114 |
|  | 75~79 | <69 | 69~84 | 85~98 | 99~114 | >114 |
|  | 80~84 | <68 | 68~81 | 82~93 | 94~107 | >107 |
|  | 85~89 | <56 | 56~69 | 70~81 | 82~95 | >95 |
|  | 90~94 | <48 | 48~62 | 63~76 | 77~91 | >91 |
| 女 | 60~64 | <72 | 72~85 | 86~97 | 98~111 | >111 |
|  | 65~69 | <69 | 69~84 | 85~96 | 97~112 | >112 |
|  | 70~74 | <64 | 64~78 | 79~90 | 91~104 | >104 |
|  | 75~79 | <65 | 65~78 | 79~90 | 91~104 | >104 |
|  | 80~84 | <57 | 57~69 | 70~81 | 82~94 | >94 |
|  | 85~89 | <53 | 53~64 | 65~76 | 77~88 | >88 |
|  | 90~94 | <41 | 41~53 | 54~63 | 64~76 | >76 |

注意事项：

心脏功能不良者，尤其是患有心脏疾病者，不能进行此项测试。测试前不能进行剧烈活动。

五、认知功能测试

（一）双动作任务评估

随着年龄的增加，老年人的平衡能力逐渐降低，跌倒风险日益增加。大量实验证据揭示了认知在平衡控制中的作用，说明了姿势与认知普遍关联的事实。因此，可以通过姿势—认知双任务的评估来为老年人跌倒预防提供重要的借鉴，并提示老年人进行跌倒风险降低等方面的训练。

姿势—认知双任务的测试方法有很多，通常是在老年人处于坐位、站立和走路等不同姿势时同时完成一项认知任务，以此来评定老年人姿势—认知双任务的能力。下面来举例说明姿势—认知双任务测试的具体方法。

1. 双重任务下的 TUG 测试

测试内容：附加操作任务的 TUG 测试：受试者坐在有扶手的靠背椅子上（座高约 46 厘米），在椅子正前方 3 米远的地附加操作任务的方上贴上显著的彩色标记线。当听到"开始"指令后，受试者 WG 测试。

从靠背椅上站起，以尽可能快的步速，向前走 3 米（到达标记线），然后转身返回并坐到椅子上。与单一任务 TUG 测试不同的是，受试者在完成以上任务要求的同时，用右手手持一个玻璃杯（高度 10 厘米，杯口直径 7.5 厘米），玻璃杯内注入约 6 厘米深的水（重量约 120 克）。要求受试者抓稳玻璃杯，杯中的水不能洒到杯外。如果有水洒出，则重复进行该测试。

附加认知任务的 TUG 测试：受试者在完成 TUG 测试的同时，由测试者从 50~99 中选取 1 个数字，受试者连续做减 3 的减法运算，并口头报出正确答案。

以上所有测试均记录从开始到臀部再次接触椅面的时间，单位为秒，取 2 次测试平均值为测试结果。

安全性：测试时安排 1~2 个人在旁边进行保护，防止受试者跌倒及其他意外情况的发生。

测试评估：测试结果时间越短，说明受试者表现越好，双任务能力越强。

2. 上下楼梯时介入认知任务

测试内容：上下楼梯时要求受试者站立于楼梯前 3 米预备，随后以最自然的动作及速度行走，尽量符合日常生活习惯，认知任务采用数字连续减 7 的思考任务，测试者随机给予 1 个 49~99 之间的数字，要求受试者在听到数字 5 秒后，将数字连续减 7，10 秒回答时间，回答的走路范围是楼梯前 3 米至楼梯最后 1 阶后延伸 1.5 米，记录回答正确次数。

安全性：测试时安排 1~2 个人在旁边进行保护，防止受试者跌倒及其他意外情况的发生。

测试评估：受试者正确回答次数越多，说明其表现越好，双任务能力越强。

## 2. 量表评估

近年来，老年人认知能力的发展越来越受到研究者们的重视，相关的认知能力量表测试也不断涌现，如简易精神状态检查、阿尔兹海默病评定量表等，其中蒙特利尔量表就是其中一种简易的老年人认知能力测试（详见图5-1）。

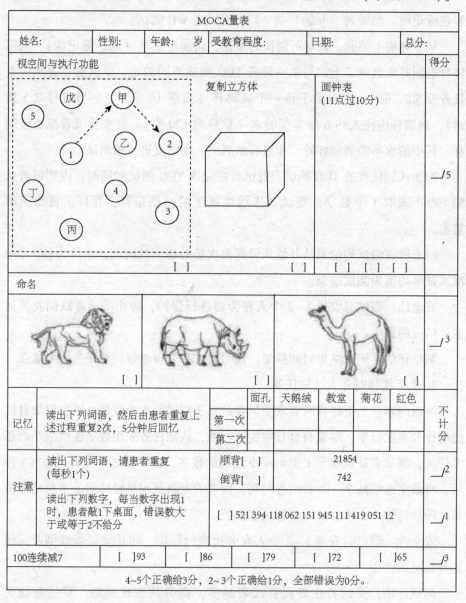

图5-1　老年人认知能力测试

## 六、测试成绩评价

将不同评估项目的测试汇集成测试成绩记录表（如下表），通过测试该表囊括的各项指标，可以对老年人的躯体和认知功能进行全面的评估。

该表的使用方法为：首先，对各项指标进行测量，得出指标得分；其次，算出每项指标所对应的项目得分，最后得出总分。总分越高，则代表该老年人的躯体和认知功能越好。

**表 5-8 测试成绩记录表**

| 评估项目 | 评估指标 | 指标得分 | 项目得分 |
|---|---|---|---|
| 肌肉力量 | 握力 |  |  |
|  | 1 分钟仰卧起坐测试 |  |  |
|  | 30 秒坐立测试 |  |  |
| 平衡 | 单脚站立 |  |  |
|  | TUG 测试 |  |  |
| 柔韧 | 摸背 |  |  |
|  | 座椅体前屈 |  |  |
| 心肺 | 2 分钟台阶试验 |  |  |
| 认知功能 | 双任务测试 |  |  |
|  | 蒙特利尔认知功能量表 |  |  |
| 总分 |  |  |  |

# 第二节 社区老年人健身运动计划制定

运动计划是指对从事体育锻炼的人或病人来说，根据医学检查结果（包括运动试验及体力测验），按其健康、体力以及心血管功能状况，结合生活条件和运动爱好等个体特点，用处方的形式规定适当的运动种类、时间及频率，并指出运动中的注意事项，以便有计划地经常性锻炼，达到健身或治病的目的。如同药物处方中对药物的种类、服用剂量、服用时间、注意事项等做出规定一样，运动计划把运动作为药物，根据不同个体的健康状况规定其应该采用的运动类型、运动量、运动强度、运动环境以及注意事项等，使个体通过科学而合理的运动来治疗并预防疾病，改善健康状况，提高身体机能，从而最终形成健康的生活方式。按照老年人的身心特点，其运动计划的制定应遵循以下原则。

## 一、老年人运动计划及制定原则

### （一）保证安全

制定运动计划前，老年人必须进行身体检查及机能评定，了解自身的健康状况与运动能力，及时发现潜在疾患和危险因素以确保安全。另外，运动计划的制定必须限定安全界限和有效界限。安全界限是指参加锻炼的老年人在保证不会出现意外事故的情况下所能承受的最大运动强度或运动量；有限界限指达到最低锻炼效果的最小运动强度或运动量。安全界限和有效界限之间就是运动计划安全而有效的范围。

### （二）因人而异

老年人的体力和身体健康状况差异较大，因此要充分考虑老年人的锻炼目的、体质状况、身体机能差异和个人爱好等，根据个体的身心状况科学制定运动计划。适合自己的才是最好的，因此不要与其他人进行比较，随意加大运动量或运动强度；更不要照搬别人的运动康复经验，因为即便是罹患同一种疾病、采取同一种运动方式，所处不同的疾病阶段所应采取的运动量及运动强度也不一样。因此，每个人都应根据自身状况制定最适合的运动计划，否则不仅会降低锻炼效果，严重时甚至会出现生命危险。

### （三）循序渐进

老年人的运动能力本来就相对较弱，因此制定运动计划时必须遵循循序渐进的原则。负荷量由小到大，运动方式由易到难，使机体各器官、系统的机能逐渐适应，既避免因一时负荷量过大而造成的危险，又可以增强锻炼者的自信心，能长时间坚持下去。

## （四）全面性

因为老年人身体活动能力降低，导致活动范围减小，加上逐渐离开工作岗位，社交圈缩小，所以容易诱发某些心理方面的问题，比如孤独、焦虑等。因此制定运动计划时应贯彻全面性原则，不仅提高机体运动能力，还能通过特定的运动方式和方法调节心理状态，以达到身心全面健康的效果。

## （五）及时评估与调整

不同的身体状态需要采取不同的运动计划，因此在初定的运动计划实施过程中要注意随时进行监测，根据实际情况进行调整，使之符合自己的身体条件。另外还要对个体的运动能力进行定期评估，根据评估状况及时调整运动计划，使之事半功倍。

## 二、老年人运动计划的制定步骤

按照运动计划制定目的的不同，老年人运动计划可以分为治疗性运动计划和预防性运动计划。治疗性运动计划主要应用于疾病或者创伤恢复期的患者，协助患者进行康复治疗，以恢复身体机能；预防性运动计划主要用于相对健康的且有意愿参加体育锻炼的老年人，以延缓衰老、改善身体健康状况及预防某些疾病为主要目的。

一个完整的、科学的运动计划必须有明确的运动目的，根据运动目的、健康诊断的结果、个人的病历史、喜好来选择适当的运动项目、运动强度、运动持续时间、运动的时间段、运动的频率等。健康诊断是老年人运动计划制定过程中的重点，运动计划制定完成并实施一段时间后应进行运动效果的评估，即再进行一次健康诊断[①]。

## （一）健康诊断

健康诊断是制定运动计划的基础，包含定性评价和定量评价两部分，即自

---

① 吴雪萍编；陈佩杰总主编. 老年人日常健身运动指南/运动即良药. 北京：科学出版社，2018.06.

己本人自身感受以及本章第一节中提到的各功能的定量测试。对于老年人来说，无论是治疗性运动计划还是预防性运动计划，在制定之前均需要进行健康诊断，内容包括运动系统、心血管系统、呼吸系统、代谢系统、神经系统机能的常规检查。健康诊断应在正规的医疗、康复机构进行，以获得科学、客观的结果，保障运动计划的制定和实施过程的安全。

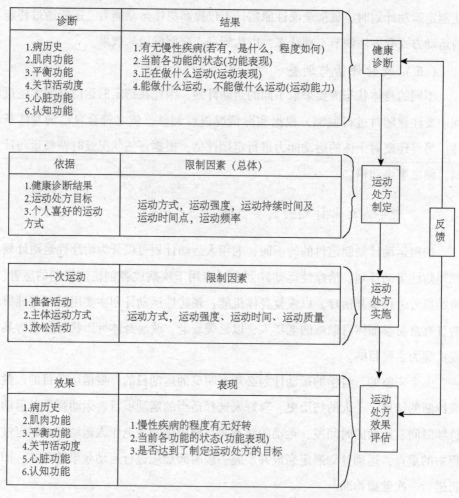

图5-2　运动计划制定步骤

老年人个体必须从自身的身体状况出发，根据当前的身体结构和功能状态，制定适合自己的、科学的、定量化的锻炼方案。

（二）运动计划制定

老年人运动计划的制定，应依据健康诊断的结果、运动计划目标及个人喜欢的运动方式选择合适的运动方式、运动强度、运动持续时间及运动时间点、运动频率等，有计划的制定适合自身状况的运动计划。

1. 运动目的

老年人参加体育锻炼的目的多为康复治疗、预防某些慢性疾病、减缓各器官系统功能衰退的速度、提高身体机能等。除此之外，还有交友、娱乐、养成良好生活习惯等。

2. 运动方式

运动方式即运动中选择什么项目、形式的运动。在制定老年人运动计划时，应根据个体喜好和锻炼目的选择运动方式，同时考虑其运动能力以及生活环境。老年人的身体状况决定了其应选择运动强度较小、较缓和的运动方式，常见的有步行、慢跑、太极拳、气功、健身舞等。

3. 运动强度

运动强度是衡量运动量的关键因素。常用的评定运动强度的指标有心率、最高心率百分比、最大摄氧量等。对于老年人而言，心率是监控运动强度有效且易操作的指标。正常情况下可使用测试脉搏来获得心率，测试 10 秒的脉搏次数乘以 6 即获得 1 分钟脉搏跳动次数，即为心率。运动过程中，强度过大会难以长时间持续，并可能会造成运动损伤；强度过小则达不到健身的效果。锻炼时应使心率控制在 96～144 次/分钟之间，此时对应的运动强度即为一个适宜的运动强度。除此之外，老年人还可将心率和自我疲劳感觉结合起来评估运动强度，一般心率达到 11～13 次/分钟为适宜的运动负荷。

4. 运动持续时间

运动量＝运动强度×运动持续时间。因此，与运动强度一样，运动持续时间也是构成运动量的重要因素。锻炼心肺功能的运动时间应持续 15 分钟以上，改善心血管功能和控制体重，一次运动持续的时间以 20～60 分钟为宜。老年人适宜进行小强度、持续时间较长的运动，但是在运动过程中应量力而行并根据身体状况做出相应调整。

5. 运动时间点

运动时间点指一天中进行运动的时机（即在何时进行运动）。现在我国老年人多把一天的运动时间安排在清晨，但是从运动中人体机能变化规律及运动环境来看，清晨并非最佳的运动时间点。主要原因如下：①人体血液流变学的各项指标从 20 点到次日 6 点呈不同程度的上升趋势，血液黏稠度较高，血流速度慢，运动时易产生供血不足的情况；②清晨空气质量较差，特别是在有雾霾的天气，一天中空气质量最好的时间段是上午 9~10 点；③清晨空腹剧烈运动易导致低血糖；④早晨 6~8 点，各项机能均处在较低水平，此时运动易受伤。因此最适宜的运动时间为 9~10 点或 16~18 点。如果现实情况只能允许选择在清晨进行锻炼，那么在锻炼之前最好饮用一杯温水，以稀释血液并加速血液循环。在运动过程中需注意控制运动强度及持续时间，以免发生运动意外。另外，运动时间点也需根据不同的季节进行相应调整，特别是在夏冬两季。夏季应避免在高温下运动，运动的时间点可以选择在 18 点以后；冬季则应注意防寒，在运动前应做好充分的热身准备。

6. 运动频率

运动频率是指两次运动的时间间隔，即多久进行一次运动。要取得良好的运动效果，运动频率不能过高，也不能过低。频率过高会造成运动疲劳，过低则会使之前运动对机体产生的良性效果会被消除。一般老年人的运动频率为隔天进行一次，还要结合每次的运动量、自我感觉、身体的恢复状况以及对运动的适应情况综合考虑。

（三）运动计划的实施

在具体实施运动计划的过程中，要注意准备活动、主体运动以及放松活动的运动方式、运动强度、运动时间和动作质量。

1. 准备活动

准备活动可以提前动员内脏器官，增加肌肉的血流量以及供氧量，使体温升高，肌肉黏滞性下降，弹性增强，防止受伤。准备活动的活动强度应低于主体运动，可以做一些关节操，逐渐递增负荷、加大动作幅度，直至接近主体运动的强度。准备活动的时间根据一次锻炼的时间以及季节、个体的运动能力而定。适宜的准备活动的表现为呼吸适当加快，身体发热稍有出汗。

2. 主体运动

主体运动根据个人喜好、前一次的锻炼情况以及制定的运动计划来选择。在进行主体运动时，除了要注意运动强度、持续时间外，还必须要注意动作质量即正确的动作。正确的动作是避免损伤的首要因素，而且更加省力并使运动效果事半功倍。

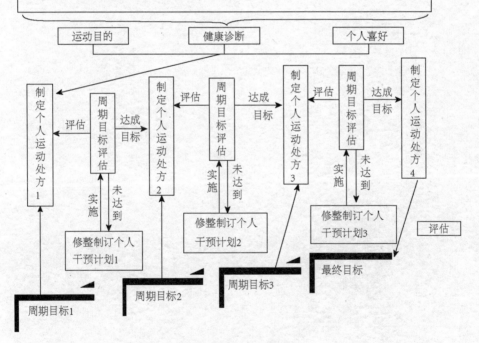

图 5-3　运动计划周期图

3. 放松活动

每次运动后的放松活动，可以使身体缓慢恢复到安静状态。主体运动的强度相对较大时，骤然停止会影响血液循环和呼吸，如心输出量减少、血压下降、脑组织暂时缺血等一系列不良反应。放松活动有助于机体恢复，减少运动疲劳的发生。常见的放松方式包括拉伸运动、拍打、按摩等。

### （四）运动计划的效果评估

运动计划的效果评估着重强调在运动计划实施前后应使用统一的标准，同时应注意评估是一个过程而非结果。根据评估结果对运动计划进行合理的调整，以取得更好的锻炼效果。效果评估应贯穿于运动计划的整个实施过程，而运动的最终目的往往需要通过若干个评估周期才能实现。

# 第六章　体育健身环境训练选择

## 第一节　合理科学安排健身方式

### 一、多种方式并举，引导市民合理化的体育消费

#### （一）培养市民低碳绿色的体育消费理念

培养绿色低碳的消费环境，有赖于庞大绿色消费群体形成，而树立绿色消费理念，培养理性的消费者，是推动低碳绿色消费的关键。第一，通过宣传、教育、引导，使消费者树立正确的消费观，让健身市民了解到在健身过程中进行绿色消费不仅有利于保护生态环境和自然资源，还有利于增进自身健康，扩大低碳消费群体，进而促进绿色消费市场的发展；第二，普及低碳健身消费知识，倡导市民在选择健身方式时走到户外，了解体育消费过程中的低碳环节，提高健身市民绿色消费的水平，合理地进行绿色消费。

#### （二）推动健身相关产业的绿色经营

绿色经营要求健身相关营业者在运营过程中以减少环境污染、提高环境质量为前提，不仅满足健身市民的需要，而且顺应了绿色低碳低能耗的运营理念。例如健身俱乐部在指导健身时可以向消费者传输低碳健身的理念，销售商在推售运动服装时简要介绍纯棉服装的环保特点等，这些都有助于提高市民的低碳消费意识。推动研发低碳体育产品，增加科研投入，顺应时代形势，开发

研制低碳运动产品，采用减少二氧化碳排放的新技术和新材料，主要以天然有机材料为主，这种材料可以回收利用，最大限度地减少对环境的污染。

## 二、相关部门制定低碳健身鼓励政策，实现合理引导

职能部门应重视对低碳健身的支持力度，组织低碳健身活动，如自行车运动、踢毽子、跳绳等，不仅可以节省人力、物力、财力，节约资源，节能减排，而且有效调动参与者的积极性，为市民添加新的健身元素，丰富人们的健身生活。企事业单位、社区街道、学校等单位可以开展以低碳为主题的小型多样、内容丰富的低碳健身比赛，如爬楼梯比赛等。不仅可以活跃文化生活，还具有低碳健身的教育意义。

宣传部门加强对低碳健身的宣传，使得低碳健身作为一个全新的理念受到市民的关注，通过对低碳健身理念的宣传引导教育，使得低碳健身所包含的健身方式、健身理念和价值观为健身市民所接受，营造良好的低碳健身的氛围。

## 三、加强对体育设施场地的监管

公共体育设施是市民参与健身的重要场所，也是发展市民精神文明建设的重要保证。公共体育设施的完善是促进市民进行体育健身的有利条件之一，在确保健身效果的同时要加强对体育设施场地器材的管理，减少安全事故的发生，定时检查和维修体育器材，普及合理利用体育器材场地的知识。

公共体育设施多建造在室外，是促进市民进行低碳健身的基础设施和根本保证。在调查中，设施损坏和缺乏管理不仅消减了市民参加健身的积极性，而且阻碍了低碳健身的发展。相关部门要提高认识，转变观念，明确低碳健身事业对于社会发展的重要性，要保证基础体育设施的数量，对体育场地器材的功能性进行定期检查，将职责落实到具体单位，加强对体育基础设施的管理，通过正确引导提升低碳健身的号召力，促进社区精神文明建设。

## 四、以人为本，完善低碳健身的基础设施

发展低碳健身事业要树立科学的发展观，首先必须坚持以人为本，坚持以

人为本是科学发展观的本质和核心。健身事业的发展必须和社会发展相结合，改变体育公共服务相对滞后的现状，顺应低碳环保的社会形势，增加低碳健身器材、场地等基础设施，在建设完善基础健身设施时，考虑低碳的因素，根据地理条件和气候条件，开放天然游泳池、修建登山健身路径、依托公园绿地建设健身场地等。不仅引导市民进行低碳健身，丰富市民的精神生活，还解决市民健身欲望与场地不足的基本矛盾，合理地利用自然资源。

完善低碳健身设施就是在安置各种健身器械、场地器材时，坚持"对环境关怀就是对人类自身关怀"的理念，以"全面规划、合理利用、统筹兼顾"为出发点，实现人与自然的和谐相处。在场馆建设方面，使用低碳建材，以"低碳减排"为建造理念，促进人、社会、环境效益的统一和可持续发展。

### 五、合理安排健身时间和健身强度，引导市民科学健身

通过问卷调查得知，市民进行健身的最主要目的就是锻炼身体，增强身体健康，而很少的市民知道科学的健身时间和健身强度。保持合理的健身强度，合理地利用健身资源，树立低碳文化下的健身理念至关重要。以健身跑为例，运动医学专家认为正常人进行健身跑有氧练习跑的适宜强度应是极限强度的，中老年健身跑的强度应该更低一些。根据相关研究，市民适宜选择中等强度的运动，市民要根据自己的具体情况，合理地选择健身强度和健身时间。

提倡和引导市民进行泛轻体育方式的健身，轻体育作为全新的健身方式，符合低碳健身的理念，它提倡利用一切可以利用的时间和空间，让身体获得轻松运动，以促进身体健康。轻体育在开展中具备运动方式灵活、技术要求低、时间要求宽松、能耗低等特点，在选择运动项目和运动场地时因地制宜，因时制宜，因人而异，减少对环境的不良影响，低能耗、低污染。轻体育的提倡和开展有利于低碳健身的发展。

一方面，通过宣传教育让健身群众了解健身知识，保持合理健康的健身习惯；另一方面，在健身过程中提倡轻体育的理念，减少健身资源的浪费。引导市民进行科学健身，提高低碳健身意识。

六、丰富健身项目，推广低碳健身项目

体育往往与文化联系在一起，每个地区的文化特色也不相同，政府应根据自身实际情况制定长远的体育文化发展战略，深入挖掘地方特色健身项目，形成布局合理、设施完善的体现地域与民族特色的低碳休闲体育格局。

就目前市民健身的状况来看，健身项目较为单一，青年健身人群多集中于球类运动等运动项目，而中老年健身人群则倾向于太极拳、广场舞等节奏慢、强度小的运动项目。我们应根据地方的特点和市民的健身特点，丰富低碳健身项目，让市民在健身时对项目的选择较为多样化。

首先，加强低碳健身项目的指导，如太极拳、扭秧歌、太极柔力球、跳绳等较为低碳的健身项目，引导市民进行低碳健身。其次，推广传统的体育项目，根据需要可以对项目进行适当的改编，以适应市民健身的需要，选择适合的体育项目，如毽球是在踢毽子游戏的基础上逐步发展起来的，不仅有锻炼价值和娱乐性，而且所需场地不大、设备简单，非常适合市民健身。最后，根据地理条件和气候条件，推广开展适合城市居民参加的运动项目，如游泳、登山等，合理地利用自然资源，达到健身目的。推动健身活动向简单化、休闲化、快乐化、生活化、普遍化、灵活化、低碳化的方向发展。一切从实际出发、从广大群众的健身需要出发，结合近代体育项目和民族体育项目，创新思维，实现低碳健身项目的多样化。

# 第二节　俱乐部健身运动训练选择

发展至今，体育俱乐部健身已成为大众体育健身的重要途径和形式，它为人们的健康提供了科学的指导和完善的服务。本章就体育俱乐部健身运动形式与方法进行研究，包括体育俱乐部健身概述、有氧器械运动健身、力量器械运动健身以及各类操课运动健身。

一、体育俱乐部健身概述

（一）体育俱乐部健身运动的作用

体育俱乐部健身运动的作用主要包括以下几个方面：

（1）体育俱乐部能够向人们提供积极的健康理念。

（2）体育俱乐部可以向人们提供优质的健身场所。

（3）体育俱乐部可以向人们提供齐全的运动设备。

（4）体育俱乐部可以向人们提供专业的健身教练。

（5）体育俱乐部可以向人们提供多样化的运动形式。

（6）体育俱乐部可以向人们提供更多的沟通与交流机会。

（二）体育俱乐部健身运动装备

体育俱乐部健身运动装备主要包括以下几个方面：

（1）健身服。

（2）鞋子。

（3）手套及袜子。

（4）毛巾。

（5）水。

（三）体育俱乐部健身运动的礼仪

（1）不要长时间占用健身器械。

（2）不要随身携带手机。

（3）不要随意从镜子前走过。

（4）注意保持器械卫生。

（5）保持安静。

（6）学会尊重他人。

（7）让自身体味保持清新。

（四）俱乐部健身运动需注意的问题

（1）健身器械应使用得当。

（2）切忌锻炼方法单一。

（3）注意动作要到位。

（4）不能忽视热身运动。

## 二、有氧器械运动健身

### （一）跑步机

1. 跑步机概述

跑步机是减肥者的最佳选择，一般分为电动和人力两种。

电动跑步机可以显示距离、速度、时间、耗能等数据，不易引发伤病；人力跑步机靠使用者向后蹬踏来驱动滚带，所以双手不能离开扶手，实际上只能快走，无法真正地跑起来，没有电动跑步机使用起来方便，人力跑步机目前使用得较少。

跑步机的构造：1）电子表；2）上扶手；3）立柱；4）钩脚杆；5）装饰护盖；6）贴底架；7）底架；8）可调脚轮；9）压条；10）左手握心率扬升装置；11）右手握心率调速装置；12）按摩器；13）跑步器；14）多功能立杆；15）扭腰盘；15）横梁；17）按摩器

2. 跑步机的作用

（1）跑步运动。

（2）仰卧起坐运动。

（3）多部位按摩。

（4）扭腰运动。

3. 跑步机的使用方法

（1）初次使用电动跑步机，应先以较慢速度进行跑步运动。待适应后双手松开扶手随跑步机运动，其跑步的感觉与平地跑步没有区别。

（2）开启电源时，不得站在跑带上，运动时请佩戴安全夹扣，并逐渐调整速度，避免速度突然变化。

（3）插入电源，将安全开关磁片放入仪表安全开关插口，按一下"开/关"键，跑步机直接启动运行。仪表上立即显示跑步皮带时速。

（4）使用"增速""减速"键或使用扶手上的"+、–"速度键调整运行速度。最高速度 12 千米/小时。按"复位"键窗口清零。使用"升坡""降坡"键或扶手速度键"+、-",调整跑步机坡度,最大坡度 15%。按速度、坡度直选键可以直接选择速度和坡度。

（5）设定速度运行参数：待机状态下，按"设定"键，仪表窗口清零，时间、距离、速度窗口分别闪烁。按"增速""减速"键修改运行参数。然后按"开/关"键执行所设定的运行参数。可根据自身状况选择合适的运动值。

（6）8 个固定速度程序的操作：待机状态下，按"设定"键，仪表窗口清零，按"速度程序"键，速度窗口分别显示 S01～S08，当显示 S08 后再按一次"速度程序"键，速度窗口显示征程。当确认选择某一程序后，按"开/关"键启动执行当前程序，每种程序 15 分钟，继续选择方法同上。

（7）设定坡度运行参数：待机状态下，按"设定"键，仪表窗口清零，时间、距离、速度窗口分别闪烁。按"升坡""降坡"键修改运行参数，然后按"开/关"键执行所设定的运行参数。可根据自身状况选择合适的运动值。

（8）8 个坡度程序的操作：待机状态下，按"设定"键，仪表窗口清零，按"速度程序"键，坡度窗口分别显示 P01～P08，当显示 P08 后再按一次"坡度程序"键，速度窗口显示征程。当确认选择某一程序后，按"开/关"键启动执行当前程序，每种程序 15 分钟，最大坡度 15%，继续选择方法同上。

（9）手握心率的测试：双手揉搓几次后，紧握扶手心率传感器，心率表开始显示当前心率值。

（10）跑步结束后，关掉跑步机电源开关，拔掉电源插头。

4. 跑步机使用的注意事项

（1）切忌发力过猛。

（2）注意跑步时间不宜过长。

（3）不应该扶着把手跑步。

（4）不是速度或坡度越大越好。

（5）不能不穿鞋或穿不合适的鞋。

（6）跑步时不要看电视。

（二）登山机

1. 登山机概述

登山机是一种模拟登山的有氧训练健身器。通过选择适当的锻炼范围，有计划地进行本器械的有效锻炼，有助于改善人体的心肺功能，促进血液循环，并使四头肌、腹肌、臀肌、腓肠肌等身体大部分肌肉得到增强。

2. 登山机的作用

（1）有效瘦身。

（2）双重锻炼效果，能同时完成心血管系统和肌肉系统的双重锻炼。

（3）耗能更高。

（4）降低损伤。

3. 登山机的使用方法

（1）手轻轻握住把杆，抓握时就像握住一只纸杯，太用力会把纸杯捏扁，最佳情况是放开双手，让它们自由下垂在身体两侧。这样不仅加强了心肺功能，也锻炼了身体的平衡能力。如果发现必须要用力抓住把杆才能保证运动正常进行，那说明选择的速度太快了，可以将速度降低。

（2）身体站立，可以稍稍有一点前倾，但不要弓背，而且不要让身体左右倾斜，如果身体左右倾斜，很有可能是由于步子太长。肩要放松，并稍向后夹，腹肌收紧。

（3）每次步长最好一样，步长不要太短，步长太短会影响能量的消耗，达不到较好的健身效果；但是也不要步长过长，步长过长会导致重心不稳，左右摇晃。

（4）尽量把全部脚掌都放在踏板上，如果踮起脚尖，小腿的肌肉会很快疲劳，这样会缩短健身时间，达不到预期的效果。

（5）双脚踩到踏板上，之后双脚交替两次，机器就会自动显示。然后根据训练的目的设置阻力值就可以了。如果只想减肥的话，可以把阻力调到 8~12，心率保持在 130~140 次/分钟，时间保持在 30~40 分钟就会达到很好的减脂效果。如果想提高心肺功能，阻力值可以设置为 6~8，心率保持在 100~120 次/分钟，坚持运动 20 分钟效果较好。

（6）保证运动的持续性，每周练习三次，效果最佳。

4. 登山机使用的注意事项

在使用登山机做运动时，应避免在短时间内做大量运动；锻炼前先将油缸阻力调低，集中慢踏步使心率达到目标范围，然后提高油缸阻力到所希望的范围；锻炼时步子避免过大，左右油缸阻力应保持一致；锻炼结束后，慢踏步几分钟使心率恢复正常；再缓慢停止运动。

（三）健身车

1. 健身车概述

在运动科学领域中，健身车又被称为"功率自行车"，分为直立式、背靠式两种，可以调整运动时的强度，起到健身的效果，所以人们把它称为"健身车"。

2. 健身车的作用

（1）健身车能够克服心脏功能疾病。

（2）健身车运动能防止高血压，能防止发胖、血管硬化，并保持骨骼强健。

（3）健身车是减肥的工具。

实际上，骑健身车能够通过压缩血管来加速血液循环，使大脑能够摄入更多的氧气。由于吸进更多的新鲜空气，骑行一段时间之后，会觉得头脑更加清晰。

3. 健身车的使用方法

（1）长时间的慢速骑行：心率一般不超过最大心率的65%，持续时间20分钟以上。

（2）快速骑行：心率达到最大心率的85%以上。

（3）快慢结合的骑行方式。

（4）中速骑行：把心率控制在最大心率的65%~85%，是锻炼心肺功能和身体有氧运动能力的好方法。

在选择健身车运动时，最好是能够将以上几种骑行方式交替进行，或者以其中一种骑行方式为主，同时辅以其他方式，能够达到更好的锻炼效果。健身者刚开始锻炼时，骑行速度不宜过快，时间一般维持在 20~40 分钟，期间如果感觉疲劳，可间隔一段时间待体力慢慢恢复后重复运动。

4. 健身车使用的注意事项

（1）注意调整车座的位置。

（2）正确放置车把的位置。

（3）学会读控制面板数据。

（4）调整车镫子的吊带长度。

（5）不要用脚尖去蹬车。

（6）不要弯腰弓背。

（7）确定车的坚固性。

（四）骑马机

1. 骑马机概述

在健身房及家庭健身中，骑马机是比较常见的一类运动健身器材，它通过电机带动机械装置，使人体以不同的速率及方向做立体摇摆运动。骑马机体小轻便，适合各年龄层次的人使用。

2. 骑马机的作用

（1）强化腰腿肌肉。

（2）提高平衡感。

（3）塑身。

（4）减肥。

（5）预防脊椎病。

3. 骑马机的适应人群

骑马机特别适合以下人士使用：

（1）缺乏运动的人。

（2）腰部、膝部软弱的人。

（3）想瘦身的人。

（4）希望改善姿势的人。

（5）想预防跌倒的人。

4. 骑马机的使用方法

(1) 坐上本机器并保持身体平衡,必要时握住把手。

(2) 以双脚脚踏方式带动骑马机转动。

(3) 保持骑马机转动并配合身体惯性运动而全身扭动。

(4) 欲停止使用时,请放慢速度达到停止转动方可结束。

(5) 建议初学者,使用单脚踩地方式辅助骑马机惯性运动,更容易起步。

5. 骑马机使用的注意事项

腰部疼痛,腰腿、颈部、手部有麻痹或痛症问题的人,使用骑马机前必须咨询医生的意见。

(五) 椭圆机

1. 椭圆机概述

在一般的健身俱乐部中,椭圆机是相当常见的心肺适能运动训练工具,而且也广为健身者喜爱。

2. 椭圆机的作用

(1) 提高心肺功能,还有助于减肥、增强腿部肌肉力度和全面提高身体素质。

(2) 椭圆机屏幕可以显示出训练者的心率、呼吸频率、时间、速度、耗能等各种数据,以方便训练者清楚地了解自己的锻炼状况。

(3) 椭圆机可以训练上下肢的协调能力,提高中枢神经系统对肌肉的支配效果,更具安全性。

(4) 椭圆机能够为关节提供保护。

(5) 椭圆机通过空间机构,实现踏板轨迹的椭圆运动,使椭圆机健身运动与人的自然跑步相吻合。

(6) 椭圆机设计有步幅调节机构、运动规律调节机构、阻力调节机构。

3. 椭圆机的使用方法

(1) 接通电源,打开开关,电子表显示开始工作。

(2) 双手轻握器械上方的扶手;手随着脚依次向前进行蹬踩运动;等手脚的运动达到比较协调的程度后,再逐渐增加手的推力和拉力。

（3）用椭圆机练习能做向前、向后的双向运动。

4. 椭圆机使用的注意事项

（1）不要向后运动。

（2）尽量不要让脚掌离开踏板。

（3）可以通过阻力和坡度的调节来增加锻炼的趣味性。

## 三、力量器械运动健身

### （一）杠铃

#### 1. 杠铃概述

杠铃是一种运动训练器材，也是举重所用器材。杠铃的用途广泛，借由杠铃及不同重量的铁片，针对全身肌群做肌耐力训练，健美人体线条，改善运动局部松弛的肌肉；此外，更可延缓肌肉老化、增加骨质密度、防止骨质疏松等。

#### 2. 杠铃的种类

标准杠铃：由杠铃杆（横杠）、杠铃片和卡箍三部分组成。分男子杠铃和女子杠铃两种，区别主要在杠铃杆上，杠铃片是相同标准的。男子杠铃杆长2.20米、重20千克，女子杠铃杆长2.15米、重15千克。杠铃杆直径0.028米，最大的杠铃片直径为0.45米，外面包有橡胶，可以起美观和减少杠铃落地噪声的作用。卡箍每个重2.5千克。杠铃片的添加规则是，内侧（先加）重外侧（后加）轻，也就是重的加在内侧，轻的加在外侧。因为卡箍质量是2.5千克，所以2千克以下（包括2千克）的小杠铃片必须加在卡箍外侧，而且这种小杠铃片每侧限加一个。

非标准杠铃：结构同于标准杠铃，尺寸要求并不严格，制作要求不高，质量可以自由规定，民间使用的石担也可以代替。此外，为达到某些特殊要求，如需发展某局部的肌肉，可按需要制作各种形态的特种杠铃（如屈轴杠铃、弓形杠铃和环型杠铃等）。

#### 3. 杠铃的作用

（1）可改善肥胖者的心肌代谢状况。

（2）可以改善肥胖者肺的功能状况，增强呼吸肌的力度，增加胸廓活动范围，增加肺活量，改善肺的通气能力，使气体交换频率加快，有助于氧化燃烧多余的脂肪组织。

（3）可以改善肥胖者的消化器官活动相互调节的能力，包括增加胃肠蠕动，改善胃肠血液循环，减少腹胀、便秘等消化道不良反应。

（4）杠铃运动还有助于降低肥胖者的血脂。

（5）可增强肌肉等组织对胰岛素的敏感性，增强肌肉的柔韧性，并能增加骨基质和骨钙含量，进而增加骨骼强度，降低骨折发生率。

（6）杠铃操运动可使肥胖者感到心情松弛、愉快，培养自信心，有助于培养良好的有规律的生活习惯。

4. 杠铃卧推基本练习方法

（1）平板杠铃卧推

平躺在卧推凳上，双脚自然地放在地上。调整身体的前后位置，使眼睛位于卧推架上杠铃的正下方。握距比肩稍宽，从卧推架上取下杠铃。慢速下放杠铃，直到上臂与地面平行为止。然后推起杠铃回到起始姿势，如此重复。

（2）下斜杠铃卧推

躺在 30°~45° 的下斜训练凳上。握距比肩稍宽，先向着天花板的方向竖直举起杠铃。慢速下放杠铃到乳头下缘，直到上臂与地面平行为止。然后推起杠铃回到起始姿势，如此重复。

（3）上斜杠铃卧推

躺在上斜训练凳上，握距比肩稍宽，先向着天花板的方向竖直举起杠铃。慢速下放杠铃，直到上臂与地面平行为止。然后推起杠铃回到起始姿势，如此重复。

（4）反握平板杠铃卧推

平躺在卧推凳上，双手反握（虎口向外）杠铃，握距比肩稍宽，从卧推架上取下杠铃。慢速下放杠铃，直到杠铃几乎碰到胸肌中部为止。然后推起杠铃回到起始姿势，如此重复。

（二）哑铃

**1. 哑铃概述**

哑铃是举重和健身练习的一种辅助器材。轻哑铃的质量有 6 磅、8 磅、12 磅、16 磅（1 磅＝0.4536 千克）等。重哑铃的质量有 10 千克、15 千克、20 千克、25 千克、30 千克等。因练习时无声响，取名哑铃。

**2. 哑铃的作用**

（1）长期坚持练习哑铃，可以修饰肌肉线条，增加肌肉耐力；可以使肌肉结实，强壮肌纤维，增加肌力。

（2）可以锻炼上肢肌肉及腰、腹部肌肉。

（3）可锻炼下肢肌肉。如手持哑铃单脚蹲起、双脚蹲跳等。

**3. 哑铃基本练习方法**

（1）练习哑铃前要选好合适的重量。

（2）练习目的是增肌，最好选择 65%~85% 负荷的哑铃。

（3）练习目的是减脂，建议练习时应做到每组 15~25 次，甚至更多，每组间隔控制在 1~2 分钟。如果觉得这种练习很枯燥，可以配合自己喜欢的音乐练习，或跟随音乐做哑铃健身操。

**4. 哑铃使用的注意事项**

（1）动作一定要标准。

（2）重量一定要合适。

（3）呼吸一定要合理。

（4）热身一定不可少。

（5）运动一定要适量。

（6）心情一定要愉快。

在训练中保持良好的心情，往往能事半功倍。良好的情绪、充沛的精神，总是能给人带来意想不到的效果。

（三）壶铃

**1. 壶铃总体概述**

一般来说，壶铃是用铸铁制成，按重量分别有 10 千克、15 千克、20 千克、25 千克、30 千克等规格。我国民间也有外形似锁状的石锁，用法与壶铃大致相同。用壶铃进行健身锻炼时，可以做各种推、举、提、抛和蹲跳等练习。壶铃训练与哑铃、杠铃训练的不同之处在于，壶铃对于全面提高整体的爆发力更加有效，因此壶铃与石锁自来便受到格斗士和武术家的喜爱。

2. 壶铃的作用

（1）掌控重心的不同，有利于发展爆发力和整体力量。

（2）更有利于增强躯干的稳定性和厚度。

（3）有利于发展小肌肉群的力量，促进整体平衡。

（4）运动幅度更大。

3. 壶铃的基本练习方法

（1）坐势推举健身法

坐在方凳上，两手屈臂持壶铃置于胸前；两臂用力伸直，将壶铃举起至手臂充分伸直。这个练习主要发展肱三头肌、三角肌及胸背部肌群的力量。练习时，每组可以做 15 次左右，做 4 组。推举时，上体应保持正直姿势，整个动作要快速有力地完成。推举时吸气，还原时呼气。

（2）直臂侧平举健身法

两脚开立，两手各持一壶铃，两臂体侧自然下垂；然后，双臂用力向两侧平举至手部平于肩的部位。这个练习主要发展三角肌的力量。练习时，每组可以做 10 次，做 4 组。以后逐渐增至每组 15 次左右。侧平举应直臂进行，两手举至平于肩肘时稍停后再还原。侧平举时吸气，还原时呼气。

（3）腰绕环健身法

两脚开立，双手同握一只壶铃；双手直臂拉动壶铃做向体侧上摆；腰部应随壶铃转动。这个练习主要发展腰肌的力量。练习时，每组做 10 次左右，做 4 组。腰绕环动作要左右两方向交替进行。

（4）深蹲跳起健身法

两腿分开，两脚开立；双手在体前持壶铃下垂于两腿间，成吊悬下蹲姿势；然后，蹬腿伸膝向上跳起。这个练习主要发展腿部肌群，特别是股直肌和臀大肌的力量。练习时，每组可以做 15 次左右，做 4~6 组。整个动作练习

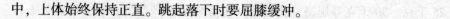

中，上体始终保持正直。跳起落下时要屈膝缓冲。

（5）直立后屈腿健身法

面对桌子或墙壁直立，一脚套住壶铃，另一脚站立，双手扶桌子或墙；连续做向后屈小腿动作。两脚交替练习。这个练习主要发展股三头肌和小腿三头肌的力量。练习时，每组可以做 10~15 次，做 4 组。做动作时，要抬头挺胸，上体不得摆动。屈腿时吸气，还原时呼气。

四、各类操课运动健身

（一）搏击操

1. 搏击操概述

搏击操是一种有氧操，它结合了拳击、泰拳、跆拳道、散手、太极的基本动作，遵循健美操最新编排方法，在强有力的音乐节拍下完成的一种身体锻炼方式。其具体形式是将拳击、空手道、跆拳道，甚至一些舞蹈动作混合在一起，并配合强劲的音乐，成为风格独特的一类健身操。

2. 搏击操的作用

（1）对核心肌肉进行强化。

（2）快速减脂。

（3）增强心肺功能。

（4）提高柔韧性。

（5）提高协调性。

（6）增强平衡能力。

（7）促使身体得到均衡发展。

3. 搏击操运动的注意事项

（1）装束

扎上发带、戴上帽子和搏击手套，或在手上缠上布带。上身穿紧身小背心，下身穿大短裤或长裤，衣着要以吸汗、宽松的运动服为主，最好要穿带有气垫的运动鞋。

（2）课程强度

根据自身的承受力来扩大或缩小动作幅度，避免损伤。

（3）动作

一定要按照标准动作去做，对身体的控制要掌握好，以免扭伤腰部和关节。

①腹部、下颚收紧，两手握拳于脸前（防御姿势），保持正常呼吸，不屏气。

②侧踢时不向前扭胯，否则会导致压力集中膝部，绷脚尖会扭伤膝盖，应向脚尖方向扭胯以减轻膝盖的侧压力。

③膝盖不要僵直，以减轻缓冲。在转身时要抬起膝盖，否则会扭伤十字韧带。

④击拳时要由肩部带动出拳，在完成击拳和踢腿动作前一直看着目标。

⑤避免肘、膝部用力过猛；避免进行闪躲或猛击动作时由于动作过大而脱臼，避免扭转动作。

## （二）有氧操

### 1. 有氧操概述

有氧运动是运动时体内代谢以有氧代谢为主的耐力性运动。有氧运动特点是强度低、有节奏、不中断和持续时间长，主要包括步行（散步、快走）、慢跑、有氧操等。

有氧操（有氧健身操）就是具有"有氧运动"特点的健身操，即在音乐的伴奏下，能够锻炼全身的健身运动。它也必须是运动连续时间至少 12 分钟以上。有氧操是一种运动强度恰如其分的体操，非常适合于心肺功能和肌肉力量的逐步增强，同时确保营养素的需氧呼吸。

### 2. 有氧操的作用

（1）降血压。

（2）减肥。

（3）预防糖尿病。

（4）缓解压力。

（5）有利于心血管病的预防。

（6）改善血管内皮机能。

（7）增加心肺功能。

（8）保持关节健康。

（9）预防骨质疏松症。

（10）降脂。

3. 有氧操运动的注意事项

（1）要遵循循序渐进的原则。

（2）有氧操运动后，要及时更换汗湿的衣服，避免着凉，特别是在空调房内运动后应做些伸展运动再行淋浴。

（3）经常做有氧健身操者，要留心自己的脚部，常修剪脚指甲。运动出汗较多，汗留在趾缝中容易使细菌滋生，所以应时常保持脚部皮肤干燥。

（4）女性跳操时要戴舒适有承拉力的运动胸罩。

（5）经期跳操，运动量不宜过大。

（6）没有运动习惯的女性，不宜在怀孕期间开始做健身操。即使有健身操训练基础的女性，在这期间也需要请教医生，以决定是否继续健身操训练。

（三）肚皮舞

1. 肚皮舞概述

肚皮舞又称为"东方舞"。一般认为肚皮舞是中东、中亚的古老的传统舞蹈。

通过世博会，肚皮舞走向了世界，其精致的服饰、花哨的胯部动作及性感妖媚的姿态风靡全球。

2. 肚皮舞的作用

（1）减少腹部脂肪。

（2）放松心情。

（3）塑造身体曲线。

（4）强化部分肌肉功能。

（5）保护女性健康。

（6）有助于产后调理。

（7）消除压力，培养自信。

3. 肚皮舞基本装备

（1）赤足。

（2）露脐小上装。

（3）镶有亮片的臀部腰带。

（4）低腰长裙或灯笼裤。

（5）面纱。

（6）饰品：包括戒指、手镯、项链、腰链、脚链，等等。

4. 肚皮舞基本动作

（1）女神

动作要领：两上臂平举，与肩平，前臂稍高，与后臂呈大于90°的角；手掌向外翻，五指并拢，尽量压到与地面平行；两肩外展，双臂对称。

瘦身指向：肱二头肌、肱三头肌、背肌。

（2）顶胯

动作要领：利用腹肌前收胯关节，腰胯两侧分别向前顶。

瘦身指向：腹肌、胯关节灵活性。

（3）骆驼

动作要领：立胸并向前顶，移到最大幅度时收腹，向下压下腹肌，依次循环。

瘦身指向：背肌、小腹。

（4）八字绕环

动作要领：一个胯关节向前移动，划弧形后向后，另外一个胯关节朝前，依次上下蠕动。

瘦身指向：臀部、侧肌。5. 肚皮舞运动的注意事项

（1）在跳肚皮舞时，应尽量抛开害羞、扭捏的心态，否则由于放不开导致身体僵硬，不仅起不到健身效果，还会打击自信心。

（2）跳肚皮舞要求穿着宽松舒适的裤子，光脚或穿舞蹈专用袜套，课程前后必须跟随教练认真进行舒缓练习，以防止肌肉拉伤，进食后 30~60 分钟方可练习。练习结束后 1 小时内不宜洗澡，因为运动后皮肤大量出汗，毛孔扩张，冷热刺激对身体有害无益。

（3）通过促进盆腔血液流通，肚皮舞对月经不调、痛经等妇科疾病有一定的疗效，但是女性在经期时要调整运动量和剧烈程度，尽可能地避免出现行进间抖胯等太过剧烈的动作。

（四）瑜伽

1. 瑜伽概述

瑜伽有很好的健身效果，能够令人终身受益。瑜伽之所以被广大群众喜欢和接受，其主要原因在于它能促使人的身心获得健康安宁。

瑜伽是一门具有世界性的身心运动科学，练习瑜伽技法，多数人都能从中获益。

2. 瑜伽的作用

（1）瑜伽能消除烦恼，减压养心，释放身心，全身舒畅，心绪平静，冷静思考，达到修身养性的目的。

（2）瑜伽能提高免疫力，增加血液循环，修复受损组织，使身体组织得到充分的营养。

（3）瑜伽能集中注意力：是学生及压力人群提高学习及工作效率的休息法、锻炼法。

（4）瑜伽能让人跳出心灵的限制，从而更好地回归角色，并坦然迎接生活中的一切挑战。

3. 瑜伽的基本动作

（1）瑜伽坐姿学练

①简易坐。

②半莲花坐。

③莲花坐。

（2）瑜伽体位学练

下面介绍几种常见的瑜伽体位训练方法。

1）虎式。

2）船式。

3）蝴蝶式。

4）骆驼式。

5）直角式。

6）婴儿式。

7）顶峰式。

8）叩首式。

9）前伸展式。

10）鱼戏式。

4. 瑜伽运动的注意事项

（1）遵循循序渐进的自然规律进行练习，避免攀比。

（2）练习前热身。

（3）在专业人士指导下练习。

（4）间隔进食和洗浴。练习结束 0.5~1 小时以后再进食，休息 0.5~1 小时后再洗浴。

5. 瑜伽的禁忌

①情绪波动不宜练习瑜伽。

②上几节课后，关节及肌腱酸痛，可能不适合练瑜伽。

③骨质疏松症者，练习要小心。

④眼压过高、高度近视眼，不建议头下脚上的倒立动作。

⑤身体状况不佳、大病初愈、骨折初期不宜练习瑜伽。

⑥癫痫、大脑皮质受损。瑜伽许多动作会伸展到颈部，前弯后仰按摩颈部的伸展，就可能诱发癫痫发作。

⑦血液凝固疾病者，避免练习瑜伽。

## 第三节　社区健身运动训练选择

截至当前，利用社区健身路径进行体育锻炼的社区居民持续增加。社区体育健身路径的配置为我国广大社区居民就近参与体育锻炼提供了很大的便利，为我国体育锻炼群体的壮大和全民健身活动的落实作出了很大的贡献。本章以社区体育健身路径为研究对象，依次对其具体的选择和方法进行阐析，力求为我国广大社区居民更加积极、更加高效地参与体育锻炼提供指导。

### 一、社区体育健身概述

针对社区体育健身，本节立足于整体依次对社区体育健身的动机、时间选择、场所选择、半径范围、项目选择、消费特点、经费来源进行详细阐析，力求全方位呈现社区体育健身的概况。

#### （一）社区体育健身的动机分析

社区体育健身动机不仅是健身运动者的主观出发点，还是客观社会、经济、文化发展的必然结果之一。

在我国社会物质文化生活水平持续提高的大背景下，我国社区居民的空闲时间越来越多，所以越来越多的社区居民开始选用多元化手段满足自己的实际需求，这也就演化成社区居民参与社区体育健身的关键性动机。然而，因为社区居民之间存在或多或少的不同，各地区传统文化也难免有不同之处，所以使得我国社区居民参与社区体育健身的动机不尽相同。

调查数据统计能够发现，选择"健康长寿"选项的社区居民最多，这说明我国广大社区居民的生活水平提高后对自身生活质量的要求越来越高，他们对自身健康状况的关注越来越密切，广大社区居民的渴求也由此成为社区体育健身不断发展的重要动力。

所有调查对象对"健身健美"的需求占 45.03%。健身健美是我国广大社区居民参与体育健身的一种结果，健美身材的基础性表现就是肌肉发达，最突出的表现就是身体内脏功能的强健。由此可见，健美的身材可以使健身运动者得到巨大的愉悦，我们可以将"健身健美"动机理解成社区体育活动持续发展的社会学动力。

"交际会友"同样是社区居民参与社区体育健身活动的关键动机之一。现代科学技术的迅猛发展为广大群众提供了多元化的物质资源，先进的信息技术给人与人之间的沟通和交流带来了很大的便利，但此类非接触性质的交流形式无法使人们产生充足的感官刺激，人们难免会产生一些寂寞感。积极参与社区体育活动可以使孤独寂寞感得到缓解。社区居民在空闲时间内参与的体育活动也增加了社区居民相互沟通的机会。凭借社区体育健身活动以及社区居民的相互沟通能够排解人们内心的烦闷情绪，促使人们的精神更加振奋。对于"排遣孤独"的动机，我们可以将其理解成"交际会友"功用的进一步延伸。

除此之外，"减肥"动机已经演变成当代人特别是当代女性群体的一种流行趋势，也逐步发展成社区体育健身的亮丽风景线。就当今社会来说，广大百姓的生活水平都有所提升，营养过剩现象逐步发展成社会普遍现象，"减肥"作为一种健康动机在物质文化水平持续提高的背景下呈现出不断增强的趋势。站在从众心理的视角展开分析，"减肥"已经演变成社区体育活动达到更高发展目标的一项重要动机，这项动机在社区居民健身运动人群中的选择比例同样会随着时间推移而逐步上升。

从整体展开分析，"追求长寿"是我国广大社区居民参与体育健身运动的最大动机和根本动机，而"健身健美""交际会友"等同样是我国广大社区居民参与健身运动的关键性动力。

（二）社区体育健身的时间选择分析

通常而言，社区中绝大部分居民都会在空闲时间参与一些运动锻炼。实际调查表明，高达60.08%的居民每天都会完成一定时间的运动锻炼。对于这些居民来说，每次活动时间不超过30分钟的人占总人数的14.2%；每次活动时间在0.5~1小时的占10.6%；每次活动时间在1~2小时的人数占总人数的27.2%；每次活动时间超过2小时的人数占8.08%。对于绝大多数社区居民来说，都会在早晨和晚上这两个时间段参与健身活动，选择在早晨参与社区体育健身的社区居民占 57.58%，而晚上有 20% 多的人进行健身运动，此外有 4%的调查者每天参与运动健身的次数达到 2 次。

通过调查还发现，我国社区居民参与健身运动的群体大部分是离退休或者闲暇时间比较多的人，他们每天参与运动锻炼的时间为 1~2 小时，每天在早上这段时间内社区居民参与运动锻炼的比例比其他时间段高。深刻了解和分析每周的锻炼情况能够发现，"视兴趣锻炼"和短期内参与运动锻炼的人们达到特定比例。由此能够发现，我国社区居民健身者坚持参与社区体育健身，能够从根本上提高自身的健身持久性，他们参与的健身行为，在目前反映出了鲜明的偶然性和随意性。除此之外，全面探究我国社区居民健身时间能够得出，我国社区居民健身者在健身科学性层面还有待获得更多指导。

（三）社区体育健身的场所选择分析

通常情况下，健身场所会对最终的健身效果形成巨大作用，同时会对社区体育健身参与者的实际动机、运动手段、坚持运动的时间、运动的实际效果等产生或多或少的影响。由此可见，高水准的健身场所能够对社区体育健身活动的开展以及发展产生显著作用，能够对我国广大社区居民的健身场所调研分析产生不容忽视的现实意义。

通过对我国社区体育健身场所的分析发现，我国社区健身场所有一些共性和特殊性。就现阶段来说，虽然我国广大社区的体育设施在全民健身一期工程中有所增加，但我国社区的调查结果显示，体育系统的健身场地在社区健身的使用比例相当有限，这充分说明以政府投资为主的体育系统的健身场馆建设至今未能全面满足社区居民的多元化健身需求。与此同时，调查活动的结果显示，我国许多地区的体育场馆无法达到全面向社会公众开放的要求，社会各界无法把有限体育资源的作用发挥得淋漓尽致。

分析健身场所的使用状况能够发现，公园林地作为休闲绿化的公共场所，并未被广大社区充分挖掘和发挥各方面的作用，所以我国今后的社区规划建设应当重新审视公园林地的作用。与此同时，我国当代社区居民选择社区体育健身场所时依旧倾向于免费场所，这种选择倾向和收入水平、思想观念有密切联系。

### （四）社区体育健身的半径范围分析

就定义来说，社区体育健身在概念方面的界域特点尤为显著，在社会生活中极易被人们理解成在生活区或者工作区完成的健身行为。但是，社区健身群体的流动性，健身个体的独特性往往会给社区精神文明建设注入巨大的活力，由此导致社区体育活动在持续的动态交流中不断发展，不断完善。除此之外，社区体育健身活动的半径范围可以从特定视角彰显社区体育的活跃性。

分析并参照实际调查能够得出，我国社区居民选择健身活动的实际比例会随着距离的拉近而上升，其中 1 千米半径范围内的比例最高，占了总调查人数的 60% 以上。而大于 1 千米的健身活动半径相应的健身活动比例只有 26.6%，2 千米以上健身活动的比例更少。因此，多数情况下，社区居民体育健身活动的半径处于相对固定的状态，同时，社区体育健身活动半径往往比较小，绝大多数社区居民会在自己的生活居住区参与感兴趣的社区体育健身活动。

### （五）社区体育健身的项目选择分析

在现阶段，社区居民体育健身的项目选择反映出了多样化的发展走向。探究多样化发展走向的原因能够发现，一方面是受我国各地区传统的影响，另一方面是受社区居民实际喜好、文化水平、空闲时间的影响，从整体上反映出了阶段性特点和地域性特点。

相关调查表明，健身操类、太极类、交谊舞类、跳绳踢毽类等运动项目深受我国广大社区居民的欢迎和喜爱，关于我国社区居民喜爱某些运动项目的调查结果也能够或多或少地体现出我国广大社区居民的健身发展趋势。具体来说，包括健身操和太极拳在内的具备时尚性的健身运动项目选择比例相对高些，这表明我国各级政府和有关体育部门真正将近几年的社区体育健身方面的工作落到了实处，由此使我国具备时尚性的健身运动项目可以更加顺利地融入我国社区体育活动中；但包括骑自行车和攀岩在内的剧烈运动项目并未顺利融入我国社区体育活动中。这表明这类剧烈运动项目对我国社区居民提出了一些要求，也说明我国社区体育健身活动的有关管理部门有责任适度增大健身运动项目的引进力度和发展力度，从而使社区居民的健身运动实现多元化发展。

## （六）社区体育健身消费的特点分析

具体来说，健身消费就是个体用于健身上的不同类型的直接经济投入和观赏体育活动等多个方面的体育支出。健身消费的概念分为广义的概念和狭义的概念：广义的健身消费包括任何一种和体育活动存在直接联系或者间接联系的个人消费行为以及家庭消费行为，是作为社会一般消费中以个人和家庭在支出货币的基础上获得的体育效用。

调查活动的结果显示，我国社区居民在现阶段的健身消费相当有限，这或多或少地体现了我国社区居民的体育消费水平。除此之外，我国社区居民体育健身消费的消费结构还有待调整和优化，不仅存在不均衡现象，基本消费和微型消费也始终并存。相关调查活动表明，作用于社区居民体育消费的关键性因素分别是经济水平、健康意识、百姓文化层次、健身场馆等，每个社区居民的体育消费状况和所处地区的经济状况有密不可分的联系。

## （七）社区体育健身活动的经费来源分析

自《全民健身计划纲要》颁布及实施以来，我国在体育社会化方面先后获得很多发展成果，各地区的体育主管部门同样在严格遵循我国体育改革整体目标的基础上实施各项工作。

在社会主流意识的长期作用下，我国群众体育投入的多元化发展走向日益显著，政府部门投入的资金总量和社会力量贡献的资金支持都出现了大幅度提高。

然而，实际的社区体育活动调查表明，社区运动健身群体的主观感受以及选择和研究者的分析判断有很大的差距。"自筹资金"的选择比例占据第一位，占55.23%；其次是"街道、个人相结合"的投资方式，占20.18%；处于第三位的是"靠缴纳会费"开展社区体育健身活动，而较低选择比例的是"企事业单位赞助"以及"街道拨款"的方式。对政府职能部门开展的调查结果显示，社区体育健身活动的经费主要源于社会赞助、政府拨款、锻炼者自筹、经营性收入补贴。由此得出的调查结果和社区健身者个人的统计结果有一些差别，但投资主渠道的选择比例相同，均是以"锻炼者自筹"的比例最多，而"政府拨款"的比例最低。

由此可见，在我国全民健身持续发展的大背景下，开展和落实社区体育工作的基层干部的思想观念正在不断改变，有关的基层干部不再以采取被动手段完成社区体育工作，而是以更加主动的态度广泛筹集资金，进而为社区体育健身活动开展提供支持，自觉支持社区体育事业的建设。与此同时，这种状况表明我国各级政府对全民健身活动的投入不能满足我国广大社区居民的实际需求，有必要适度增加投资力度。

## 二、上肢健身器械健身

社区健身路径中的上肢健身器械有许多种类型，本节仅对上肢牵引器、太极揉推器、臂力训练器的器械结构及健身方法加以阐析，具体如下。

### （一）上肢牵引器健身方法

1. 器械结构

上肢牵引器被广泛应用在我国众多社区的体育健身活动中，上肢牵引器一般是由立杆、挑杆、滑轮和牵引绳索等部件构成，绳索两端装有手柄，通过滑轮可供练习者自由牵拉（图5-20）。

田5-20上肢牵引器

2. 健身方法

（1）准备姿势

锻炼者背对器械双脚开立，双手分别握住两个手柄。

（2）练习方法

锻炼者左右手交替向下牵拉绳索，通过手臂的上下交替屈伸运动，锻炼肩关节及相关部位的肌肉力量。

（3）量与强度

每组1~2分钟，2~3组，组间间隔时间为30~60秒。锻炼者可根据自身的具体实际合理安排运动负荷。

（4）动作要领

把身体重心放置在两腿中间，两条手臂在同一时间内完成对抗性均衡用力，有意识、有目的地控制屈伸手臂的动作幅度，有效防止斜拉用力。

（二）太极揉推器健身方法

1. 器械结构

太极揉推器就是把太极拳推手动作设定为基础性的锻炼形式，是一种富有创意、有助于参与者提升身心素质的健身器材。太极揉推器的基本构造包括支架和转盘。转盘以斜向约 60°角成对安装，从而对参与者完成推手动作产生辅助作用。

2. 健身方法

（1）太极推手

①准备姿势。锻炼者面向器械双脚开立，屈膝下蹲，腰背自然放松。双手按压住转盘的盘面，双臂微屈。

②练习方法。腰臂用力按顺时针方向转动转盘，重心随手的方向及时移动，然后向逆时针方向转动转盘。

③量与强度的控制。每个方向连续转动 10~15 次为 1 组，进行 2~3 组，组间间隔时间为 15~30 秒，锻炼者应当在参照自身状况的基础上科学制订运动负荷。

④动作要领。锻炼者的身体跟随手动，身体重心跟随手部及时转换。

（2）太极双盘推手

①准备姿势。锻炼者面向转盘，双脚左右开立，稍宽于肩，双腿微屈，双手分别按压住转盘盘面，双臂微屈。

②练习方法。练习时，两手同时向内或向外转动转盘。

③量与强度的控制。每组 15~20 次，2~3 组，组间间隔时间为 15~20 秒。锻炼者可根据自身的具体实际合理安排运动负荷。

④动作要领。在练习的过程中，锻炼者应保持手臂协调发力，确保身体重心始终在两腿中间。

（三）臂力训练器健身方法

1. 器械结构

臂力训练器需要两名锻炼者配合使用，其由拱形横梁连接的两根立柱、转轮等组成。锻炼部件是对称的两个转轮，它置于器械的两边，并装在同一根轴上。

2. 健身方法

①准备姿势

两名锻炼者分别面对转轮站立，双手握住转轮的边缘，双脚开立与肩同宽。

②练习方法

练习时，两人同时向左对抗用力，再同时向右对抗用力转动转轮，往返4~6次。然后，同时向左、向右来回转动转轮。锻炼者应当保证左右转动充分融合在一起，由此使自身的两臂肌肉得到充分锻炼。

③量与强度的控制

锻炼时往返转动 10~15 次，共做 2~3 组，组间间隔时间为 20~30 秒。锻炼者应当在分析并参照自身实际状况的基础上制订最适宜的运动负荷。

④动作要领

两名锻炼者应当协调用力。两人在对抗用力的过程中，严禁其中一方停止用力或者自行撤离。

三、下肢健身器械健身

（一）健骑机健身方法

1. 器械结构

健骑机也叫"骑马器"，主要由底座、座鞍、脚蹬及把手等部件组成。

2. 健身方法

（1）准备姿势。锻炼者侧立于器械旁，双手正握把手，双脚分别踏住脚蹬，坐于器械上，保持挺胸立腰的姿势。

（2）练习方法。练习时，双腿向下用力蹬伸，同时双臂用力将把手拉至腹前，直至双腿蹬直、身体展直，然后腿、臂放松，借助自身重量的作用来推动健骑机重返最初位置，重复多次。

（3）量与强度的控制。每组 20~25 次，一共完成 2~3 组，具体的运动负荷应当结合锻炼者实际状况来定。

（4）动作要领。握紧把手，上下肢协调用力，身体充分伸展。

## （二）漫步机健身方法

### 1. 器械结构

漫步机主要由底座、斜型支撑、把杆悬臂及踏板等部件组成，我国社区常用的是锻炼下肢的漫步机与锻炼上下肢的漫步机。

### 2. 健身方法

（1）准备姿势。锻炼者双手握住横杠，双脚分别踩在踏板上，人体保持自然站立姿势。

（2）练习方法。练习时，两腿伸直，左右腿同时向前后相反方向用力分腿迈步，迈开至一定角度（约60）时，顺重力作用自然下行，至垂直线时转换为右腿前迈、左腿向后运动。锻炼者两腿以自然协调的姿态交替完成迈步的动作。

（3）量与强度的控制

漫步幅度由小到大，每组30~60次，可完成1~2组。具体的运动负荷应当结合锻炼的综合素质来定。

（4）动作要领。握紧把手，以髋关节为轴心，沿着重力作用完成相应的动作，带动两条腿以自然协调的姿态达到交替迈步的相关要求。

## （三）斜躺健身车健身方法

### 1. 器械结构

斜躺健身车主要由座椅、转轮、脚蹬、把手、靠背等构件组成。

### 2. 健身方法

（1）准备姿势

锻炼者坐于座板上，双手握紧扶手，双脚分别踩蹬在左右踏板上，上体立直。

（2）练习方法

在练习过程中，锻炼者应当如同蹬自行车那样稳稳踩住踏板，在此基础上完成向前或者向后的骑行运动。

（3）量与强度的控制

每组2~3分钟，可完成1~2组，具体运动负荷应当结合锻炼者的综合素质来定。

（四）直立健身车健身方法

1. 器械结构

直立健身车主要由座椅、转轮、脚蹬、把手等构件组成

2. 健身方法

（1）准备姿势

锻炼者坐于座板上，双手握紧扶手，双脚分别踩蹬在左右踏板上，上体立直。

（2）练习方法

在练习过程中，锻炼者应当如同蹬自行车那样稳稳踩住踏板，在此基础上完成向前或者向后的骑行运动。

（3）量与强度的控制

每组2~3分钟，可完成1~2组，具体运动负荷应当结合锻炼者的综合素质来定。

（4）动作要领

以均匀的速度做完蹬伸腿练习，严禁作出猛然发力的行为。

（五）双柱四位蹬力器健身方法

1. 器械结构

双柱四位蹬力器主要是由座椅、把手、挡板等部件构成。

2. 健身方法

（1）小幅度快节奏练习

①准备姿势。锻炼者坐于座板上，背部靠实，双腿弯曲，双脚蹬住踏板。

②练习方法。在练习的过程中，锻炼者的两条腿应当有序完成小幅度、快频率的蹬伸练习，此外要努力将屈伸节奏控制在一拍一动。

③量与强度的控制。每组30~60次，可完成1~2组，具体运动负荷应当结合锻炼者的综合素质来定。

③动作要领。大腿肌群和腰腹同时用力，下肢快速小幅度地屈伸。

（2）大幅度慢节奏练习

①准备姿势。锻炼者坐于座板上，背部靠实，双腿弯曲，双脚蹬住踏板。

②练习方法。在练习过程中，锻炼者的两条腿要高质量完成大幅度、慢节奏的蹬伸练习，两拍一次。

③量与强度的控制。每组 30~60 次，可完成 1~2 组，运动负荷参照锻炼者具体情况来定。

④动作要领。下肢完成大幅度、慢节奏的屈伸，两条腿无须彻底伸直。在蹬踏过程中，先采取较快速度蹬踏，然后用较慢速度有控制地收回，从而达到锻炼效果最大化的目标。

（3）提踵练习

①准备姿势。锻炼者坐于座板上，背部靠实，双腿弯曲，双脚蹬住踏板。

②练习方法。练习时。双腿伸直，脚掌蹬紧踏板做提踵练习。

③量与强度的控制。每组 10~15 个、可完成 2~3 组，运动负荷应依据健身者的实际状况安排。

④动作要领。脚踝最大限度地朝上提，还原时要有所控制。

## 四、腰腹健身器械健身

### （一）仰卧起坐器健身方法

1. 器械结构

仰卧起坐器不仅能供人们完成仰卧起坐锻炼，还能供人们完成部分腰腹肌肉力量的锻炼，其主要由支架、挡管、腹肌架组成。

2. 健身方法

（1）仰卧起坐

①准备姿势。锻炼者坐于器械上，双脚勾住挡管，双手扶住头后部，躺在器械上。

②练习方法。在练习过程中，锻炼者应当借助腰腹部发力，上体直起呈坐立姿势，在此基础上还原成初始状态。

③量与强度的控制。每组 10~15 个，可完成 2~3 组，实际的运动负荷应

结合锻炼者综合素质来定。

④动作要领。双手扶住头后部，腰腹发力，上体完成抬起动作与躺下动作时必须有所控制。

（2）仰卧起坐转体

①准备姿势。锻炼者坐于器械上，双脚勾住挡管，双手扶住头后部，躺在器械上。

②练习方法。上体抬起时，向右（左）侧转体，然后还原。

③量与强度的控制。每组 10～15 个，可完成 2～3 组，实际的运动负荷应结合锻炼者综合素质来定。

④动作要领。双手扶住头后部，腰腹发力控制上体，腰和肩带动上体转动。

### （二）转腰器健身方法

**1. 器械结构**

转腰器主要由底座、底盘、转盘、立柱和把手组成。底座安装于地面，转盘与底盘之间的连接通常是用滚珠环，其能够使转盘灵活转动。

**2. 健身方法**

（1）准备姿势

锻炼者双手扶住把手，两脚自然地站在转盘中央，保证两侧始终处于均衡状态。

（2）练习方法

在练习过程中，锻炼者应当固定上体，设法使自己的髋部与腰部发出力量，带动身体朝左侧和右侧来回转动。

（3）量与强度的控制

每组 2～3 分钟，可完成 2～3 组，具体的运动负荷应结合锻炼者综合素质来定。

（4）动作要领

锻炼者应当尽最大努力使双肩和上体处于固定状态，髋部和腰部带动身体完成转动动作，以均匀、缓慢的速度完成转动动作，此外要循序渐进地增加转动幅度。

（三）伸背器健身方法

1. 器械结构

伸背器主要由立柱、扶手环、圆柱形曲面等部件构成。

2. 健身方法

（1）准备姿势

锻炼者双脚开立站在器械前，双手分别握住扶手管。

（2）练习方法

在练习过程中，锻炼者的下肢应当处于放松状态，躯干借助器械弧度朝后侧伸展，保证颈椎处于放松状态。

（3）量与强度的控制

伸展 2~4 个 8 拍为 1 组，可完成 2~3 组，具体的运动负荷应结合锻炼者综合素质来定。

（4）动作要领

锻炼者在伸展过程中，应当保证自身的颈部和腿部处于放松状态，背部应当利用器械弧度朝后侧充分伸展。

（四）腰背按摩器健身方法

1. 器械结构

腰背按摩器主要由立柱、扶手、座板、按摩柱组成。

2. 健身方法

（1）腰部

①坐式。锻炼者坐于座板上，腰部紧靠按摩柱，双手握住扶手，上下拉动按摩柱，借助按摩柱上下滚动来纵向按摩自己的背部肌群。

②立式。锻炼者双脚开立，双腿下蹲呈马步状，背靠按摩柱，双手握扶手，身体左右运动，滚柱会伴随背部运动而滚动，从而达到横向按摩背部肌群的目标。

③量与强度的控制。锻炼者按摩背部时，应当结合自己的身体状况安排按摩时长，建议锻炼者的按摩时间不超过 2~3 分钟。

④动作要领。背部和按摩柱紧紧贴靠在一起，按摩柱略微用力，移动时应当采取均匀、缓慢的速度。

（2）肩部

①准备姿势。锻炼者双脚开立，稍屈膝下蹲，肩部紧靠按摩柱。

②练习方法。在练习过程中，锻炼者的肩部应当左右来回运动，滚柱会伴随肩部运动按摩肩部肌群，锻炼者应当交替完成左肩按摩和右肩按摩。

③量与强度的控制。锻炼者按摩肩部时，应当结合自己的身体状况安排按摩时长，建议锻炼者的按摩时间不超过1~2分钟。

④动作要领。锻炼者的肩部应当和按摩柱紧紧贴靠在一起，被按摩部位所用力量要适中，移动时应当采取均匀、缓慢的速度。

五、综合健身器械健身

（一）划船器健身方法

1. 器械结构

划船器是模拟划船运动的健身器材，它主要由固定坐垫、脚蹬、桨把以及阻力构件等部件组成。

2. 健身方法

（1）大幅度屈伸运动

①准备姿势。锻炼者于座板中部坐定，手握扶手，脚踩踏板。

②练习方法。练习时，双臂、双腿同时用力，屈伸的动作幅度一定要大。

③量与强度的控制。每组2~3分钟，可完成2~3组，具体的运动负荷参照锻炼者的身体状况来定。

④动作要领。在练习的过程中，锻炼者应当高质量完成手拉、脚蹬的动作，手部和脚部应当相互协调、密切配合，还原时一定要保证自己的手臂与双腿处于比较放松的状态。

（2）小幅度屈伸运动

①准备姿势。锻炼者坐于座板中部，手握扶手，脚踩踏板。

②练习方法。在练习过程中，严禁锻炼者的手臂被动用力，双臂和双腿应

当共同完成小幅度的屈伸运动。

③量与强度的控制。每组 1~2 分钟，可完成 2~3 组，锻炼者应当根据自身的身体状况来选择并制订运动负荷。

④动作要领。手臂主动用力，上下肢屈伸要达到幅度小、节奏偏快的要求。

### (二) 椭圆机健身方法

**1. 器械结构**

椭圆机的基本结构包括支架、脚踏板和扶手。器械通过支架固定于地面，脚踏板前端与扶手下端相连，运动时，扶手与踏板连动，其后端通过一小段曲柄固定于器械的后轴上，从而确保踏板的运动轨迹接近椭圆形。

**2. 健身方法**

**(1) 准备姿势**

锻炼者双手紧握手柄，双臂保持微屈，双脚踩在踏板上，稳稳地控制住身体。

**(2) 练习方法**

练习时，通过腿的推力，使踏板转动、手柄摆动，两腿做向前的循环运动。

**(3) 量与强度的控制**

每组 1~2 分钟，可完成 2~3 组，具体的运动负荷安排应当结合锻炼者身体状况而定。

**(4) 动作要领**

锻炼者要掌握好控制身体的技巧和方法，上下肢应当协调用力运动。

### (三) 单杠健身方法

**1. 器械结构**

很多社区都能够看到单杠，其由支架与把手组成。尽管单杠的构造简单，但供锻炼者选择的锻炼手段有很多。

**2. 健身方法**

**(1) 单杠悬垂**

①练习方法。直体悬垂，锻炼者跳起正握（反握）单杠，身体呈直体悬

垂状态，控制几秒钟后，也可进行身体小幅度的摆动练习。

②量与强度的控制。每组 20~30 秒钟，可完成 2~3 组，当锻炼者感觉上肢酸胀，无法握住杠时停止，同时松手跳下。实际的运动负荷要结合自身的身体状况而定。

③动作要领。双手握紧杠，颈部放松，身体向下充分伸展。

（2）引体向上

①准备姿势。锻炼者跳起正握（反握）单杠，身体呈悬垂状态。

②练习方法。上肢用力上拉身体至下颌越过杠面，然后还原。

③量与强度的控制。锻炼者参与练习的次数与组数应当根据自身的整体素质而定。

④动作要领。手臂用力屈臂，向上引体，有控制地伸臂还原。

（3）收腹举腿

①准备姿势。锻炼者跳起正握单杠，身体呈悬垂状态。

②练习方法。腹肌用力，双腿伸直并拢，缓慢抬起至水平位置，控制片刻，然后还原。

③量与强度的控制。每组 5~10 个，可完成 2~3 组。锻炼者应当参照自身实况来制定运动负荷。

④动作要领。肩背和腰腹发力，抬腿时脚背膝盖尽可能伸直。如果锻炼者的身体能力比较强，建议其双腿可以抬到上举位置。

（四）双杠健身方法

1. 器械结构

双杠也是一种非常常见的健身器械，与单杠不同的是，双杠由四个支架和两个把手组成。

2. 健身方法

（1）杠上前行

①准备姿势。锻炼者站在杠端的两杠之间，双手分别握杠，跳起呈杠上支撑。

②练习方法。练习时，左右手交替向前支撑，带动身体向前移动。

③量与强度的控制。做 2~3 次往返行进，运动负荷应当结合锻炼者身体状况来定。

④动作要领。直臂支撑，顶肩，重心稍左右移动，同时两手抓握前行。

（2）手臂屈伸

①准备姿势。锻炼者站在两杠之间，双手分别握杠，跳起呈杠上支撑。

②练习方法。练习时，锻炼者在杠上做手臂的屈伸练习。

③量与强度的控制。每组 5~10 个，可完成 2~3 组，组间间隔时间为 60~90 秒，运动负荷应当结合锻炼者身体状况来定。

④动作要领。前臂控制不动，上臂和肩背肌群用力，完成屈臂和推撑动作。手臂屈伸时身体绷紧。


# 第四节　广场健身运动训练选择


在我国的众多社区内，经常看见不同年龄段的人们在广场上参加体育健身活动。随着社会发展和时代进步，一些如健美操、轮滑等时尚、新潮的项目也进入了"寻常百姓家"，而时下最出名的健身方式莫过于广场舞了。本节就来研究现代广场类健身运动方式与方法。


一、广场舞健身

（一）广场舞概述

近年来，随着全民健身计划的实施，我国大众体育健身正开展得如火如荼，而其中有一项运动流行于中老年群体，老百姓喜闻乐见，并已受到社会各界的广泛关注，这就是广场舞。在城市社区中，居民在茶余饭后来到广场跳集体舞，已成为一道亮丽的风景。广场舞的动作活泼，音乐舒缓悠扬，所以经常跳广场舞对于愉悦身心具有非常好的作用。

从近年来看，广场舞在内容与组织形式上，从之前的借鉴秧歌、民族舞、现代舞、健身操等到现在，逐渐形成了自己的风格，并且还处在完善的过程之中。在广场上尽情扭动自己的身体，能缓解心理压力与疲劳，改善情绪状态，提升审美能力，随着舞蹈风格的发展与时俱进，开拓创新。通过广场舞能充分放松，使人以更好的面貌投入到第二天的工作和生活中。

（二）广场舞的基本动作训练

1. 站立

广场舞的站立动作要领是头正直，两肩下沉，背部挺直，收腹立腰，臀部和双腿肌肉紧缩，目视前方。

站立姿势主要有以下几种。

（1）并立（正步）。两脚并拢，脚尖向前。

（2）自然立（小八字步）。两脚靠紧，脚尖分开，相距约10厘米，向斜前方呈"八"字形。

（3）开立（大八字步）。两脚开立。约同肩宽，脚尖指向斜前方。

（4）丁字步。一脚跟在另一脚弓处，呈"丁"字形。

（5）点立。一脚站立，另一脚向不同方向（前、侧、后）伸出脚尖或脚跟点地。

2. 基本步伐

（1）踏步（1拍）。双脚在原地依次抬起，依次落地。

（2）走步（1拍）。前进或后退。

（3）并步（2拍）。伸出一脚，另一脚随之并拢屈膝点地，再向反方向进行。

（4）移重心（2拍）。一脚向前方或侧方迈出一步，落地时两膝弯曲，身体重心落到另一只腿，两膝伸直，另一脚脚尖或脚跟点地。

（5）垫步（2拍3个动作）。一脚向某个方向（前方、后方或侧方）迈出，另一脚迅速跟上，接着前一脚再向某个方向（前方、后方或侧方）迈出。

（6）曼波步（2拍）。一脚向前跨出，屈膝重心随着身体前移，另一脚稍微抬起，之后在原地落下。或后撤一步，重心向后移，另一脚稍抬起，之后在原地落下。

（7）交换步（2拍3个动作）。一脚向前或向后跨步，另一脚跟上，使重心转移到脚上，随之前脚再前进或后退一步。

（8）侧交叉步（4拍）。一脚向侧方跨出一步，另一脚在其后交叉，第一只脚再向侧方迈一步，另一脚并拢，屈膝点地。

## 二、轮滑运动健身

### （一）轮滑运动概述

轮滑运动是在19世纪初兴起的一项运动，进入我国后有了快速的发展，如今已经成为一项十分新潮、时尚的健身运动，深受广大年轻人的喜爱。轮滑运动有众多小项，包括速度轮滑、花样轮滑、轮滑球及滑板等，大家在平常一提到轮滑往往想到的是速度轮滑，因此本节就来重点研究速度轮滑。

速度轮滑是一项竞速性运动，具有明显的周期性动作特征，十分考验参赛者的体能。参加速度轮滑要脚穿轮滑鞋，佩戴头盔、手套、护膝、护肘等护具，身体保持特殊的蹲屈姿势，靠两腿交替向侧方蹬地产生动力，上肢和下肢要配合、协调，使全身稳步滑行。

速度轮滑健身既可在路上又可在场地上进行，比赛有很多形式，包括计时赛、淘汰赛、计分赛、群滑赛、定时赛、追逐赛、分段赛等。多数比赛像自行车赛一样，采取集体出发的方式。由于同组比赛的人数多、滑行速度快、战术性强、淘汰率高等，所以竞争性非常强。

### （二）速度轮滑的基本技术

#### 1. 直道滑行技术

（1）滑跑基本姿势

直道滑跑的基本姿势是上体前倾半蹲，髋关节、膝关节和踝关节呈屈的状态。躯干放松，双手背后，头微抬起，以目视前方30~40米处为宜。滑行中，重心落在脚心，髋关节的角度为90°~100°，膝关节的角度为110°~120°，踝关节的角度为65°~70°。

（2）蹬地技术

蹬地动作包括三个环节，分别为开始蹬地、用力蹬地和结束蹬地，顺序为先展髋并伸髋，再伸膝，最后伸踝。

（3）收腿技术

收腿是蹬地与落地的衔接动作，配合身体重心的转换，保持平衡及放松等。动作要领是浮腿的大腿带动小腿以最短的路线收回，使浮腿的膝关节靠近支撑腿。收腿时，髋关节内收，膝关节弯曲，形成类似于钟摆的轨迹。

（4）着地技术

着地时，小腿要有明显的前送下落动作，同时使浮腿尽量放松，将浮腿轮落地的开角控制在合理范围内，浮腿轮落地瞬间不要让浮腿承担太大的重量，在蹬地腿蹬地结束时，再快速承担体重。

（5）惯性滑进

在这个过程中，健身者要在保持速度的基础上为下次蹬地打下坚实基础。长距离滑跑时，滑进持续的时间较长，通常为一个单步幅的1/2长；短距离滑跑时，滑进持续的时间较短，通常为一个单步幅的1/3或1/4左右。滑进过程中，最好利用轮子正面支撑，减少轴向用力，避免因轴承受力过大而降低速度。

（6）直道滑行摆臂技术

短距离项目选择双摆臂，长距离项目选择单摆臂。一般来说，单摆臂是挥动右臂，但双摆臂同样适用于长距离滑行的后程。运动员应当把摆臂动作的幅度控制在合理范围。在摆动过程中，两臂应当把肩关节当成轴，同时借助肘部屈伸完成前后自然摆动。双手可半握拳也可保持微屈状态，前摆到颌下，后摆至与躯干平行。摆臂方向以与躯干的纵轴线之间40°为宜。摆臂的节奏要与蹬地腿保持协调，不能"一顺边"，臂与腿的配合动作是蹬地腿的同侧向前、异侧臂向后摆动。

（7）直道滑行配合技术

滑跑时，直道滑行配合技术能促使不同动作间相互协调、相互促进。另外，配合技术使用好了，能滑出更快的速度，提高成绩。配合技术的主要方面是两腿间的动作配合、臂和腿部动作的配合。

两腿之间的动作配合结构与方法。双腿交替，依次完成蹬地、收腿、着地、支撑滑行的动作。

分解步骤。

①为右腿蹬地结束，左腿着地和单支撑滑行阶段；②~③是左腿蹬地、右腿收腿；④~⑤是左腿蹬地的发力阶段，此时右腿正处在着地动作阶段的双支撑滑行时期；⑥~⑦为左腿蹬地，右腿落地后的双支撑蹬地滑行阶段。

摆臂动作与腿部动作配合是指蹬地腿同侧臂向前侧摆动，异侧臂向后侧摆动，配合脚步动作，协调完成全身动作的过程。注意，摆臂时要密切配合下肢蹬地动作、收腿动作以及着地动作，从而形成完整的直道滑行动作。

2. 弯道滑行基本技术

（1）弯道滑行的基本姿势

弯道滑行过程中，身体一直倾向圆心方向，鼻子与支撑腿的膝关节、前轮保持在同一纵轴平面上，倾斜的幅度较大，蹬地时身体与地面的角度为 40°~45°。单臂或双臂前后自然摆动，以将重心落在轮子中部为宜。

（2）弯道滑行的蹬地技术

在弯道滑行过程中，运动员两腿的蹬地动作和参与蹬地动作做功的肌肉群是不同的。右腿以伸髋、展髋、伸膝为主，伸踝为辅；左腿以伸髋、内收髋关节、伸膝的动作为主。

（3）弯道滑行收腿技术

在滑行弯道时，因为身体整个是倾斜的，所以双腿的收腿动作肯定是不一样的。右腿以内收、屈髋、屈膝关节为主，踝关节背屈为辅，膝关节领先，轮子贴地向左侧移动，跨过左腿和左脚轮子，以达到左脚左侧稍偏前的位置为宜；左腿以膝关节领先、踝关节为辅，左脚踝充分放松，轮子贴地时向左上方进行提拉腿动作，以将左腿收至支撑腿左侧的位置为宜。

（4）弯道滑行轮子着地技术

右腿轮子着地动作是指右腿收腿后，通过右脚踝关节的背屈动作来促使轮子正面后轮在支撑腿前内侧的适宜位置稍微着地；左腿轮子着地动作是指左腿收腿后，左脚踝关节的背屈，略微翘起前轮，借助轮子外侧后部在右脚轮子的前内侧的适宜位置稍微着地。

（5）弯道滑行摆臂技术

摆臂时，右臂摆动幅度和直道摆臂动作幅度差距不大，摆动方向要略微向外，肩关节屈伸，同时要与蹬地动作相协调。

（6）弯道滑行配合技术

①两腿间的配合。以一条腿为例，顺序为蹬地—收腿—着地。双腿之间的配合为右腿开始蹬地，左腿开始收腿；右腿蹬地达到最大力气后，左腿轮子着地；左腿开始蹬地，右腿开始收腿；左腿蹬地达到最大力气后，右腿轮子着地。

②臂与腿动作配合。蹬地腿的同侧臂前摆，异侧臂后摆，两臂各自摆动至最高点时，蹬地腿蹬地动作结束，浮腿轮子着地，两臂前后交替摆动配合。

3. 起跑技术

（1）起跑预备姿势

预备姿势是为快速地启动和疾跑创造有利条件。常用姿势有侧向开立式、丁字式和正面Ｖ字式等。下面以侧向开立式起跑姿势为例，来阐述起跑预备姿势技术要领。

当听到"预备"口令后，滑至起跑线后面。按起跑位置顺序站好，这就是预备姿势。两腿开立侧对前进方向，前腿轮位于起跑线后沿并与起跑线呈平行状态，后腿轮在起跑预备线后用内侧轮支撑压住地面。两腿下蹲微屈，重心放在两脚之间稍偏前位置，靠近起跑线一侧，臂屈肘或自然下垂；异侧臂肩关节外展，稍屈肘，在体侧抬起，保持两脚轮相对静止不动，等待发号施令。

（2）启动

以"侧跨式"为例，当发令员鸣枪后，重心前移，屈腿抬起跨过前脚，前腿用力蹬伸；蹬地腿的同侧臂快速向前屈肘摆动，异侧臂快速向后屈肘摆动。

（3）疾跑

疾跑技术中，常见方式有"踏切式"和"滑跑式"。

疾跑时，两腿连续快速地蹬收，配合两臂的摆动动作向前跑动。在过程中，两脚轮子之间要保持较大的开角，以轮子前半部先触碰地面，过渡到轮子中部用力向后蹬地，保持向前倾斜的身体姿势，以较快频率完成。

（三）速度轮滑的基本动作学练

1. 双支撑平衡基本动作学练

（1）基本姿势练习

上体前倾，头稍抬起，双脚平行开立，相距10~20厘米，双膝屈成100°~120°，两手握于背后，重心放在两脚之间。

（2）穿轱辘行走

在基本姿势的基础上，保持身体平衡，向左、右、前、后方向行走移动。行走过程中，先把身体重心放在一侧腿上，再将另一腿抬起并向某个方向迈进。反复练习，直到熟练为止。

（3）双足支撑惯性滑行

在基本姿势的基础上，借助同伴推、拉或在坡路地带的外力，也可借助启动后的惯性，在身体平衡的基础上向前滑行。反复练习，直到能自如滑行为止。

（4）单足蹬动双支撑滑行

在基本姿势的基础上，重心稍偏于蹬地腿方向，以伸膝和展髋动作为主，向侧后方蹬地，之后迅速收腿，保持平衡状态，保持双脚支撑滑行的状态。左右腿交替蹬地，反复练习，直到熟练为止。

（5）利用惯性的双足支撑曲线滑行

在基本姿势的基础上，双脚平行稍开立，借助滑动惯性身体重心由一侧腿移到另一侧腿，同时配合双脚向左右自然转动的方向进行双足支撑曲线滑行。

（6）左右腿交替单蹬双支撑滑行

在基本姿势的基础上，重心放在支撑腿上，蹬地腿在轱辘内侧着地，往侧后方蹬伸，蹬动后把蹬伸腿收回来，下肢保持并拢，之后另一只腿进行蹬动动作。反复练习，以能够滑行一段距离为佳。

2. 单支撑平衡基本动作学练

（1）沿弧方向连续单蹬支撑滑行

身体保持平衡，连续支撑，沿逆时针或顺时针方向进行弧线滑行。

（2）单支撑惯性平衡滑行

在基本姿势的基础上，滑出一定的速度，借助惯性，利用单腿支撑，身体保持平衡，进行直线滑行。头部保持正直，背部放松，支撑腿尽量前弓。浮腿放在支撑腿的正后位，大腿与地面的夹角为90°，小腿与地面平行，踝关节放松，鞋的轮子与地面垂直。

（3）往返滑行或公路直线滑行

在60~100米的平整场地或公路上，重复进行往返或连续向前滑行练习，练习15~20组，每组间歇3~4分钟。蹬地方向应该是侧后方，蹬地速度要快。重心放在蹬地腿上，以便发力蹬伸。浮腿着地前，蹬伸腿蹬地。

（4）螺旋滑行

在10~15米半径弯道和长30米左右直道的场地上，在每个弯道上围圆心滑行一圈半（540°角）。滑2~3圈为一组，练习6~10组，每组之间间歇3~4分钟。

在弯道滑行时，身体始终保持向圆心倾斜的姿势，做出连续交叉步蹬地的动作。

（5）2分钟场地滑行

在10~15米半径弯道和长50米左右直道的场地上，连续滑2分钟。健身者可结合自己的运动水平来控制滑行速度，确保技术能够正常发挥。

（6）改进弯道滑行技术的连续滑行练习

在10~15米半径弯道场地上，连续进行逆时针或顺时针滑跑练习。

在弯道滑跑姿势的基础上，两腿协调、灵活地用脚跟用力向侧方向蹬地，整个技术动作要协调，方向要准确。

（7）提高耐力水平的滑行练习

按照长距离滑跑技术要求练习，在标准场地或公路上进行。练习的要求是姿势稍高，节奏快速，频率适中，动作连贯，身体放松，衔接流畅，速度均衡。

建议采用重复练习法或持续练习法，每组滑行不低于2000米或保持在4分钟，训练负荷控制在140~160次/分钟，练习的组数根据健身者的个人情况酌情考虑。

（8）提高滑跑速度的练习

在标准场地上按照短距离滑行的要求练习。短距离滑跑的要求是姿势较低，频率较快，动作幅度大，积极蹬地，手臂和腿的动作相互协调。

## 三、民间游戏类运动健身

### （一）民间游戏概述

1. 民间游戏的概念

人们在长期的生活和劳动中，创造出丰富多样的民间游戏。民间游戏以身体练习为基本形式，是以增强体质、娱乐身心、陶冶情操为主要目的的体育锻炼形式。民间游戏与体育运动之间有紧密的联系，很多的体育运动，像篮球、网球等都起源于民间游戏。

民间游戏因其具有的趣味性而吸引着参与者。游戏进行中，参与者要遵守规则，如果是集体游戏，个人还要服从集体利益，以养成遵守纪律、服从组织的优良品质。通过游戏，人们能够收获快乐，获得积极的情绪体验。一些有挑战性的游戏还能培养勇敢顽强的品质和不屈不挠的精神，而这些精神都是现代人必备的；在茶余饭后进行游戏，实际上也是在锻炼身心，也符合全民健身的精神和健康第一"终身体育"的理念。

2. 民间游戏的特点

（1）趣味性

游戏要有趣味性，要满足参与者的心理需求，使他们以极高的热情参与到健身活动之中。

（2）公正性

一般游戏经过不断完善后都会有规则，是参与者在公平公正的条件下参与。一些游戏比赛还需要裁判员来执法，裁判员要做到公平公正，不掺杂个人情感。

（3）竞争性

竞争性是人类与生俱来的。在游戏中，受到规则的约束下，双方在身体素质、技术水平、智能、心理方面进行比拼，要做到"胜不骄，败不馁"。

（4）科学性

创编出来的游戏必须符合人体生理规律及健康需求，要符合不同群体的心理特点、生理特点、职业特点、身体素质等方面。

（5）安全性

进行游戏时，要合理配置场地与器材，合理安排游戏组织形式，动作难度和运动负荷的安排要考虑到参与者的实际情况，使参与者安全地参加游戏活动。

## （二）常见的民间游戏健身

### 1. 跳绳

跳绳有多种花样，难度不一，具体包括单摇、双摇、单摇编花、双摇编花、一带一跳等，健身者可根据自己的能力酌情选择。所有跳绳方法都可参照以下健身方式。

（1）场地器材

场地要足够空阔，平整。器材是跳绳和秒表。

（2）比赛方法

①跳绳适合各年龄群体参加。根据实际情况，可允许多人同时比赛。

②比赛时间可以是30秒、1分钟、2分钟或更长。

③裁判员下令后，开始计时。参与者可并脚跳，也可两脚交替，绳子正摇反摇都可以。脚离地，绳从头绕过脚为一次，未达到标准的不算。到时后停表，以完成次数多少排名。

### 2. 长绳穿梭8字跳

（1）场地器材

①场地。建议为40平方米或以上的平整场地。

②器材是长绳和秒表。每队一根长绳，绳的长度在6.5米左右。

（2）比赛方法

①跳长绳在校园中非常常见，适合于各年龄段的学生。两人摇绳，8~10人参加跳绳，可男女混编组队。

②时间通常为 2 分钟或 3 分钟。

③赛前要进行试绳和热身。摇绳者做好准备工作，跳绳者也可提前尝试一下。

④裁判员发令后开始计时，运动员从一侧依次跳过长绳至另一侧，所有人都到另一侧后再从另一侧往回跳，以此类推。绳落地后人顺利跳过算一次，若没有跳过则不计数。

⑤到时后停止，按照跳绳次数的多少排出名次。

3. 砍沙包

（1）场地器材

在平整的土地或塑胶地上进行，器材为 150 克沙包。

（2）比赛方法

①玩砍沙包游戏的多为青少年儿童。

②站好位置，在底线一端，一人手持沙包。

③在端线手持沙包的健身者 A1 掷向中间的人 B，B 接到沙包后，转身掷向另一端的 A2，A2 接住沙包再将沙包扔给 B，B 接住后转身掷向 A1，A1 接住后，本队得 1 分。

④如此重复③的过程，若 B 没接住沙包，把沙包捡起后必须回到规定区域后才可继续进行。

⑤时间自定，计时结束后，以得分的多少排出名次。

4. 跳房子

（1）场地器材

玩"跳房子"的场地要求是平整地面，土地、塑胶地均可，器材为 200 克沙包。

（2）比赛方法

①以计时赛的形式进行，参与者手持沙包站在起点，裁判员下令后开始计时。

②参与者将沙包抛入"1"格内（脚不得进入），两只脚分别依次跳入"2""3"格；落稳后，双脚同时分别跳入"4""5"格，再单脚跳入"6"

格；继续，双脚分别跳入"7""8"格，单脚跳入"9"格；单脚转身，往回跳，双脚跳入"8""7"格；单脚跳入"6"格；继续，双脚分别跳入"5""4"格，单脚跳入"3""2"格；落地后单脚弯腰把沙包捡起来，跳回起点。

③再将沙包抛入"2"，按照②的操作步骤进行，直到把沙包抛向"9"，返回起点，停表。

④用时少者为胜者。

5. 抽陀螺

（1）场地器材

场地是平整的土地或硬地，器材为陀螺、中粗绳子和秒表。

（2）比赛方法

①抽陀螺也是学生们喜闻乐见的游戏，可单人玩耍，也可多人同时比赛。

②将陀螺绕好绳子，做好准备。

③裁判员下令后，参与者快速用力将绕在陀螺上的绳子拉开，使陀螺在地面上加速旋转，此时开始计时；当陀螺速度减缓时，参与者可用绳子抽打陀螺，使其加速；抽打陀螺三次后，陀螺停止旋转，此时停表。

④按照陀螺旋转的时间排列名次。

# 第七章 新时代体育健身发展方向

## 第一节 体育健身发展的时尚方向

近几年来，经济发展使人民群众的物质生活得到有力保障，特别是生活价值观方面的细微变化，给新时代大众体育项目的开展增添新色彩。目前，我国大众体育仍旧不能满足社会需求，其原因主要是各个地区经济和文化发展不均衡，缺乏全面系统化的运营管理机制所致。由此可见，要想给全民体育健身提供理论支持，制定完整的健身目标成为发展新思路。

### 一、当前大众体育健身发展存在问题

总的来说，全民健身是长期持久的公益性事业，对基本宣传、场地设施、资金投放和管理机制都有严格要求，细化的要求必然会发生不均衡的现象，各种理念的碰撞更是屡见不鲜。首先，各地经济发展带来的失衡问题。由于人口分布和区域发展的发展现状，使区域间的差距日益增加，直接影响全民健身体系的全面建设。人民群众如果感受不到体育带来的作用，全民健康运动只会成为可有可无的无聊运动。其次，体育场所费用让工薪阶层承受不起。调查研究发现，在东部大城市，很多老年人在公园、广场进行打太极、跳广场舞等运动。附近的体育设施和场地较少，即便有营业性质的健身场地，高额费用让普通市民负担不起。学校的体育场地周末或节假日并不开放。最后，缺乏专业系

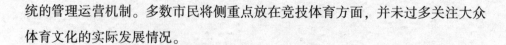

统的管理运营机制。多数市民将侧重点放在竞技体育方面，并未过多关注大众体育文化的实际发展情况。

## 二、大众体育健身发展方式转变的新观念

大众体育健身发展方式转变的核心问题是以全新的眼光和开阔的视野重新审视大众体育的地位和作用，在高位从广度和深度两方面提出切实可行的新观念。同时，为了促进大众体育健身的可持续发展，既需要选择适宜的大众体育健身发展方式，同时也要把握好大众体育健身发展方式转变的过渡。

### （一）大众体育健身是民生工程的重要组成

当前，民生工程是我国发展的重要方面，国家在经历经济发展的高速期时，要有调整的阶段，经济和社会的均衡发展才可以使经济发展得以持久，经济发展的成果要让全民共享，社会才能稳定。大众体育健身是社会健康运转的润滑剂，是社会矛盾的消泡剂。可以想象一下，如果老板与员工一起拔河，会取得多大正能量效果。大众体育健身应该在城市规划、小区建设和农村城镇化建设中发挥重要作用，对体育设施加大建设投入，积极管理和维护已有设施，让更多的人可以在体育场地交朋友，发挥才华，从而大大丰富大众的生活内容，提高大众的生活品质。

大众体育健身是公益事业，与住房、教育、医疗一样，是现代人必不可少的生活内容，是民生工程的组成，要列入对各级各类政府机构的考核中。民生就是大众的事，而不是个别人的事，视个别人体育健身得奖是肤浅的，只有当中国人的体质普遍提高之日，才能言中国人整体身体素质的提高。

### （二）大众体育健身发展优先是世界潮流

随着中国社会经济的大发展，民生工程建设体现在方方面面。以涉及大众的交通运输来说，为了解决日益严重的交通问题，全世界都在"公交优先"。体育健身运动包涵大众体育和竞技体育两大方面，随着时代的进步，应该举国努力，把竞技体育优先逐步调整为大众体育优先，在体育经费分配、场地使用等方面向大众体育健身倾斜。在竞技体育人才培养方面要充分考虑他们将来融入大众社会，以全面提高全民的文化和身体素质，为实现中国梦作出贡献。

纵览世界各国大众体育发展过程，可以清晰地看到，目前，在美、德、英、日等国，大众体育健身优先发展已经成为潮流。

所谓优先，就是要做到关注优先；政府政策和法规制度优先；社会经济投入优先；民间体育协会、体育俱乐部活动优先；企事业员工体质考核优先。优先可以量化，也应该量化。

### （三）大众体育健身发展以社会各群体为主导

我国在大众体育健身发展的出发点和落脚点都是为了全体社会成员，实际中，受益者群体类型存在着差异。从城乡居民参加体育锻炼情况来看，城镇居民有 13.1% "经常锻炼"；而乡村居民为 4.1%。在我国，大众体育健身发展中东部沿海经济发达地区、城市居民的发展受益要明显优于中西部经济欠发达地区、农村居民，除此而外，数量巨大的进城务工人员、残疾人较少从大众体育发展中获益。因此目前我国大众体育健身发展方式的转变，应将大众体育健身发展从少数群体发展到大部分群体，特别是要采用针对性的措施，使弱势群体更多地受益于大众体育健身的发展。

由人所构成的社会各项事业需要依靠人，其发展的最终目的都是为了人，这即是以人为本。人在大众体育健身发展中居于核心的地位，大众体育发展方式的方方面面最终也要落实于人。

为了更有效地发动人，就不得不关注人的群体。在同一群体中的人相对容易沟通。但不同群体代表人物之间的交流对加强人之间的交流同样重要。

### （四）建立大众体育健身的区域和地方特色

地方政府是大众体育健身发展方式转变的主导力量。改革开放 40 多年以来，我国在经济方面取得举世瞩目的成就，这与我国政府对于经济发展的重视和政府经济建设职能的强化有很大的关系。但是，地方政府过度看重 GDP 总量而忽视普通民众福祉的状况仍然存在，造成了社会事业的发展滞后于经济发展，并且开始影响到经济、社会的可持续发展。而发达国家在大众体育开展方面有很多值得我们借鉴的地方，他们把大众体育视为国家文化的重要组成部分，在强调全民健身的同时，充分发挥其在陶冶情操等各方面的作用。如大众体育健身服务方面的义工制度，提倡妇女和家庭参与体育管理和活动，提倡并资助民间自发组织有规模和影响的特色体育活动等。

基于此，我国政府职能应注重人在经济、社会发展中的核心地位，为大众体育发展方式转变创造良好的氛围，突出政府的公共服务职能。政府可以根据当地的环境、民风和经济力量，主动积极引导当地的大众体育项目，尤其发展有民族特色和当地特色的项目，如南方的舞龙狮和划龙舟，京津地区的户外运动群组踢毽子和登山远足，城市小区和城镇的各种小球运动和太极拳运动，农村要多开展当地农民喜闻乐见的项目，民族地区的特色体育活动等。有了蓬勃发展的大众体育，竞技体育才有强大的后备队伍，才有广大的群众基础，才会不埋没人才，才能成为居民津津乐道的话题。

（五）在大众体育健身活动中体现平等公正的价值观

组织不同群体人员之间的互动，建立不同群体人员之间的体育活动，增加沟通，为解决社会矛盾、建设平安社会作贡献。培养有为大众服务精神的大众体育业余工作人员，纳入社会义工的范围，把学雷锋活动引导到大众体育健身层面。

在大众体育健身活动中强调体现体育活动对大众生理心理健康的积极作用，使得参与者在活动过程中享受愉悦，提倡"体育促进人的身心健康"，淡化竞争第一的观念。不把争胜斗狠放在首位，使得体育比赛中的平等和公正有坚实的思想基础并转化为社会风尚。从思想根源上解决当前竞技体育运动中屡屡发生的问题。

三、新时代大众体育健身的发展方向

（一）做好基本的宣传工作，体验体育带来的乐趣

为了让全民参与到大众体育健身活动中，国家相关部门做好日常宣传准备成为必要措施。首先，在前期阶段做好数据统计分析工作。根据各个地区健身发展不平衡的现状，只有掌握不同地区城乡市民的体育爱好情况，才能采取有针对性的健身宣传计划。同时，要利用所得数据设置趣味盎然的竞技体育项目，让广大市民在轻松愉悦的赛事中感受健身魅力。其次，巧妙运用现代化多媒体技术手段。互联网信息时代要从广播、电视和网络等渠道加大宣传力度，

将全民健身的优势逐渐渗透到学习和生活中，让人民群众将体育项目作为不可或缺的运动。最后，在地方逐步建立大众体育组织机构。单纯依靠国家政策的落实完全不够，基层群众往往缺乏自主活动意识，并不能亲身体会全民健身的深刻含义。国家政府部门要大力培养大众体育干部，在领头羊带动下加快大众体育的开展。

（二）加大资金的投放力度，完善体育场地和设施

社区体育的可持续发展离不开自身经济发展功能，完全依赖国家给予地方拨款的模式显然不足，在社区资源匮乏的情况下，开拓资金筹措成为新思路。由此可见，社区体育逐渐走向产业化道路既能增强经济实力，还能保证社区体育发展的正确方向。尤其是碎片化时间给产业化发展带来新机会，以市民兴趣喜好、综合能力组成的体育组织成为筹措资金的重要单位。同时，国家政府部门也要充分发挥职能作用，适当加大资金方面的投放力度，积极鼓励个人兴办健身产业，进而利用社会力量带动相关链条发展。另外，要对各种资源进行科学合理的调配，学校体育设施也要面对社会开放起来，避免闲置资源出现浪费的情况。相对来说，中小院校都会实行周末双休的制度，每逢周末或寒暑假，体育教学资源近乎成为闲置状态。反观社会以营利性质的体育运动场所，较高的消费水平让工薪阶层承受不起，真正的健身运动场所屈指可数，适当开放学校体育场地和设施可以满足大众的体育健身需求。

（三）推进管理机制的改革，促进体育的创新发展

实践创新是社会发展进步的原动力，新时代大众体育务必抓住结构性改革带来的契机，加大推进管理运营机制的改革力度，面向群众打造高效的健身管理服务模式，从根本上打破健身是体育职能范围内的错误认知，敢于挣脱固化制度和政策的束缚，将各个领域内有助于健康的元素融合起来，实现健康服务机制的快速形成。此外，大众体育强调人类和自然的和谐发展，政府部门也要出台相关的法律法规，使得全民健身能和全民健康完美结合。以保护绿色生态环境为建设基础，不能过度消耗自然资源和体育场地构建，倡导人民群众积极开展徒步行走、欢乐骑行等活动，降低人为因素对自然环境的影响。

## 四、大众体育健身发展方式

### （一）大众体育健身发展方式转变的含义

就发展方式的一般意义而言，是指促进发展的方法、手段和模式。发展具有积极、正面、向上与合规的性质，因此发展方式也被认为是"认识了事物发展规律的人们推动其发展的方法、手段和模式"。

对于发展方式转变而言，即是原有的方法、手段和模式转变为另一种更好地推动事物发展的方法、手段和模式。一种发展方式如果能够一劳永逸地促进事物的发展，当然就不需要改变发展方式，但是从事物发展的角度来看，发展方式的转变具有其必然性。其一，事物发展过程中量的积累以及伴随而来的质的变化，使原有事物发展方式无法促进事物的进一步发展。其二，人类认识真理和把握事物发展规律有其历史性，随着人类对事物认识的加深会能动地提出更深刻的事物发展方式。

大众体育健身涉及广泛社会成员和群体，对于参与者和社会都具有重要的意义，是民生工程的一部分。大众体育健身发展指的是参与大众体育健身活动人数和群体的增加，活动水平和质量的提高以及结构的优化。大众体育健身发展方式受到一个国家政治、经济、社会和文化发展的影响，还受到国际环境的影响，呈现出一定的历史形态。所以，必须以"与时俱进"及"与世俱进"的方式来审视。

### （二）大众体育健身发展方式转变的三大因素

大众体育健身发展方式以一种非实体的形态存在于人类社会系统之中，其发展方式依存于人类发展历史背景，社会的发展促使大众体育发展方式的转变。我国大众体育健身发展方式依存的历史背景包括物质因素、社会因素和观念因素三个方面，其中物质因素处于基础地位，社会因素处于主体地位，观念因素处于主导地位。

#### 1. 大众体育健身发展方式的物质因素

物质基础是人类社会存在和发展的基础，大众体育健身需要依存于一定的物质基础，并伴随着物质基础的飞跃而发生转变。1949 年，我国社会发展处于百废待兴中，相对薄弱的社会物质基础决定了当时大众体育健身的目标在于增强人民体质，为生产建设和国防服务。这一时期大众体育健身发展方式主要以政府的全面主导为主，主要内容包括建立从中央到地方的大众体育健身发展组织机构、制定"普及和经常化"的发展方针、推广广播体操运动、推行体育锻炼标准，确保大众体育健身在人民群众中得到普及。改革开放以后，我国的生产力水平大大提高，社会物质基础和居民生活条件不断改善，人们从温饱迈进小康社会，社会物质较为丰富，大众体育健身发展方式也相应地发生转变。

2. 大众体育健身发展方式的社会因素

我国大众体育发展方式依存的社会因素主要包括社会管理体制、社会运行机制。社会管理体制是国家为了维护社会秩序而设立的一系列制度。政府在社会管理中处于主导的位置，并提出"要加强和创新社会管理，完善党委领导、政府负责、社会协同、公众参与的社会管理格局，建设中国特色社会主义社会管理体系，全面提高社会管理科学化水平，确保人民安居乐业、社会和谐稳定"。

社会运行机制是社会各方面、各环节运转过程中的具体方式，过去政府全方位负责社会事务，而现在我国提出从"管理型"政府向"服务型"政府转型。大众体育依存的社会因素决定了大众体育发展方式，转变大众体育发展方式是促进大众体育发展的必然。

同时，各地不同性质的体育机构发展，民间自发的松散组织开始诞生，呈现多元化局面。对多元化局面的引导和控制，在大众体育健身活动中避免无序和混乱，是我国社会健康发展的重要战略之一。

3. 大众体育健身发展方式的观念因素

认知观念既包括政府层面对于大众体育健身的认识，也包括普通民众层面对于大众体育健身的态度。对于大众体育健身的认知存在一个不断演进的过程。大众体育健身从其发展伊始就被认为具有增强社会成员体质、发展社会成员心理素质与社会适应能力、增加社会人力资源的功能。逐渐地，大众体育健身在促进社会融合方面的作用得到广泛地认可，这方面的认知发展促使大众体育健身发展方式的转变。

我国一直将大众体育健身作为促进人民群众身体健康和生活幸福，体现综合国力和社会文明进步的重要组成部分。自 1996 年《中华人民共和国国民经济和社会发展"九五"计划和 2010 年远景目标纲要》以来，每个国家五年计划都有广泛开展全民健身活动的内容。自 1995 年实施《全民健身纲要》两期工程之后，又开始实施《全民健身计划（2011-2015 年）》。2012 年《国家基本公共服务体系'十二五'规划》将全民健身公共服务这一大众体育重要内容纳入国家基本公共服务之中，体现了国家在大众体育健身发展方面的新举措。民众对大众体育健身的认识是从个体自身的微观角度出发，不同的个体对大众体育健身的态度差异较大，但是我国居民参加体育锻炼和经常性参加体育锻炼的人数和比例都呈现不断增长的态势，民众对大众体育健身在健美体态、健康生活中所占据的重要地位普遍认同。民众对大众体育健身的态度从消极渐而积极，大众体育健身从生产从属要素成为生活必需要素，从过去组织动员到现在自发要求，大众体育健身在民众层面发生了巨大的改变。政府宏观和民众微观认知观念开始出现良性的互动，共同促进大众体育健身发展方式的转变。

由于经济的快速发展和综合实力的增强，群众的全民健身意识日益增强，新时代大众体育健身逐渐呈现多元化发展趋势。但是不均衡的发展严重制约体育工作的开展，需要国家、社会和体育工作者的共同努力，才能让大众体育在地方深入持久地进行，真正意义上成为全民健身的体育强国。我国政府在《"十四五"体育发展规划》中，一再强调大众体育健身的重要性，发展大众体育健身已经成为中国梦的基本组成部分。随着大众体育健身发展物质、社会和观念因素的变化，大众体育发展方式也需要相应地做出转变。转变大众体育健身发展方式时应当重视大众体育健身作为民生工程的重要地位，顺应大众体育健身优先发展的世界潮流，注重不同社会群体大众体育健身的发展，建立有区域和地方特色的大众体育，并以公平公正的价值观作为指导，抓住时代的机遇，推进大众体育发展方式的切实转变。

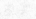

# 第二节　农村体育全民健身发展趋势

2017年10月18日，党的十九大报告提出了乡村振兴战略，该战略具有里程碑意义，开启了全面建设社会主义现代化国家的新篇章。众所周知，中国是一个农业国家，农村人口基数大、经济落后、人员复杂，解决好"三农"问题对党和国家来说至关重要。中华人民共和国成立以来，经过不懈努力，"三农"事业的发展卓有成效，但农村生产方式落后，农业产业化结构不健全，管理方法陈旧，农民收入偏低等问题仍然突出。乡村振兴战略为实现"两个一百年"奋斗目标奠定了坚实的基础。第一个百年奋斗目标是到2020年全面建成小康社会，实现政治、经济、文化、社会、生态文明的全方面发展。目前，我国已经全面建成小康社会，在中国特色社会主义进入新时代的背景下，我国社会主要矛盾的解决和转化对"三农"事业的发展提出了崭新的要求。一方面，人民日益增长的美好生活需要对农村人民的生活水平和品质有了新的要求；另一方面，不平衡不充分的发展问题凸显了农村基层在乡村治理体系和治理能力方面的薄弱环节。多年来，推进新农村建设积累的经验给我们制定和实施乡村振兴战略打下了良好的基础。农业的多功能性与农村经济的多样性发展促进了人们对乡村的热爱与向往，人们乡村振兴的意识由此觉醒。

2016年10月，中共中央、国务院印发的《"健康中国2030"规划纲要》以人民健康为出发点，坚持政府主导，提出共建共享、全民健康的主题。农村体育全民健身的成败关系到我国体育事业的现代化进程和全民健身工程的推进。为了更好地助力"健康中国"战略目标的实现，缩小城乡差距，确保乡村振兴战略实施，党中央提出了20字的总体要求，即"产业兴旺、生态宜居、乡风文明、治理有效、生活富裕"。

一、实施乡村振兴战略给农村体育全民健身带来机遇

（一）加快农村体育的现代生活

党的十九大报告中提出，实施乡村振兴战略要坚持走农业农村现代化整体规划道路，以三农问题为抓手，完善乡村组织，加强振兴队伍，坚持农业农村优先发展的要求，打破城乡二次元壁垒，建立健全城乡一体化融合发展体制，加快推进农村现代化进程，进而实现国家现代化。近年来，居民消费支出逐年增长，农村现代化程度显著提升。就体育领域而言，农村体育运动现代化指数和进程也发展迅速。随着城乡一体化的推进，新型城镇化建设的持续深入，社会体育日趋渗透扩大，城市体育项目如广场舞、太极拳等也在乡村广泛传播。

体育的休闲娱乐功能使乡村体育充满生活趣味。一方面，城乡体育相互贯通和转化形成了一批乡土性的体育休闲项目，丰富了村民闲暇时间的体育健身生活。比如绍兴上虞岭南乡善岙杨村为了补齐乡村体育发展短板，整体布局公共体育场地设施的建设，建起了笼式足球场、农村百姓健身房和文化大礼堂给村民锻炼身体提供场所；另一方面，体育和旅游产业的融合发展，满足了人们对个性化、自主化体育旅游线路和方式的需求，形成了多层次、多领域、多结构的"体育、休闲、旅游"的对接发展模式。乡村振兴，产业兴旺是解决农村发展问题的手段之一。随着体育产业的发展，发展农村现代化和体育休闲小镇相结合的产业发展路径成为新热点。体育产业+特色旅游的形成可以带动其他相关产业发展，提升乡村地区可持续发展动能，为当地带来长久的经济收益。从国家统计局发布的体育产业总规模与增加值数据公报来看，四年以来，体育产业总产出和增加值持续增长，占 GDP 比重逐年增长。以 2018 年数据为例，实现产业增加值 10078 亿元，增长值为 29%。农村产业结构的调整、农村群众的总收入增加势必带来消费支出的增长，进而加快农村的现代化生活。

（二）促进农村体育人口增加

城镇化战略的实施促进了农村人口都市化流动并提供了大量就业岗位，客观上解决了部分农村居民就业难问题。农村人口为城镇基础建设提供助力，也将不同地域的习俗文化带入城镇，提升了文化效益。随着城乡一体化的落实，

城镇人口和农村人口相互融合，村民在政府主导和多方部门的协助下参与农村体育运动，促进了乡村群众体育健身的发展。同时，国家从政策上鼓励社会参与协助，通过开展职业教育和培训，传授专业的体育相关知识，全方位培养"复合型"体育产业人才。鼓励有资历和经验的体育社会指导员参与到街道、社区农村居民的健身指导工作，在体育产业人才的带动下，农民群众的健身意识加强，参与人数增多，参与运动的积极性提高，并呈现规模化发展。具有农村特色的体育民俗文化生态村和旅游区的出现，进一步优化了农村产业结构，促进了经济稳步发展，增加了第二、第三产业比重，复兴了乡村民俗文化，提升了乡村治理能力，体育和经济在相互促进中实现农村群众体育的发展。综上可知，在主客观条件及乡村振兴战略的影响下，乡村体育产业蓬勃发展、农村体育参与人口数量增量式提高。

## （三）完善乡村体育设施布局

中共中央、国务院于2016年10月25日印发并实施的《"健康中国2030"规划纲要》提出，统筹推进城乡整体化布局，改善城乡发展不平衡的现状，根据实际情况因地制宜建设全民健身公共设施，如全民健身体育馆、社区街道健身区、健身休闲步道等多功能运动场地设施，整体推进全民健身的热潮，提高人民健康水平。近年来，随着农村的发展，农民的健身意识逐渐苏醒，健身需求日益增强，也迫切需要建设农村体育设施，补齐农村体育设施发展不平衡不充分的短板。

在国家的号召下，随着乡村体育城乡一体化的深入推进和农村体育场馆设施的不断完善，逐步形成了城乡社区体育健身带，通过宣传和举办基层体育比赛，敦促农民参与体育活动，全民健身活动日益丰富。如合肥打造了健身圈，晨晚练健身点覆盖全区，保证了农村居民健身的需要；苏州环古城河健身步道分段规划，每一段设立健身主题，满足了城乡居民个性化、多方位的休闲健身需求。在乡村振兴战略的推动下，城乡整体布局有序开展。

## 二、农村体育全民健康的发展路径

## （一）发展的基本原则

1. 坚持政策协同。强化上下级政策联动，确保政府全民健康相关政策在大众体育全民健康服务中能落地、可操作、具体化，同时，制定出台一批可复制、可推广的策略和措施。

2. 坚持市场主导。发挥市场经济、市场化的杠杆优势，让市场配置资源，充分释放体育康复服务基地的市场与主体活力。

3. 坚持问题导向。农村体育全民健康的服务基地面临各类信息资源少、社会发展空间有限等要素制约其发展的问题，要从问题入手，通过实施供给侧结构性改革，补短板，重点完善体育康复服务基地的建设保障、拓展市场空间，不断增加各方面投入，进一步破除"旧理念"制约发展的瓶颈。

4. 坚持开放创新。大力实施体育全民健康服务基地的创新创业协同式发展战略，整合区域资源，逐步实现全民健康资源开放共享，增强全民健康竞训的吸纳能力，实现各地区之间的良性双向流动。

## (二) 精准全民健康

精准全民健康是"十四五"时期开始的新的残疾人全民健康理念。2020年6月，国务院扶贫办、国家卫生计生委、中国残联制定了《残疾人精准全民健康服务行动实施方案》，其目标是到2025年，有需求的残疾儿童和持证残疾人接受基本全民健康服务的比例达80%以上。精准全民健康服务的工作重点在于精准，服务面由单一被动逐渐转向为主动而全面推动，更体现精确化识别、个性化服务、精细化管理的特点。

## (三) 加大农村全民健康硬件设施投资力度

政府财政支持的力度在某种程度上决定着全民健康服务硬件环境的质量，根据农村公共体育服务建设需求偏好表达机制，加大全民健康器材投入力度，大力实施"设施建设"工程、围绕农村公共体育服务的供给体系质量以及供给效率，从而实现城乡全民健康服务均等化发展。体育全民健康服务工作是一个服务性、投入性工作，可设立全民健康的专项资金；通过社会捐赠等形式，解决农村社区体育康复的资金保障问题，以确保全方位、多渠道地为特殊群体的体育全民健康提供保障。

（四）注重体育人才培育，提升全民健康人才综合素质能力

1. 对特殊群体的服务基地良性发展

全民健康人才培育中心和标准化全民健康技术示范基地建设需要，引进、培养、聚集一批医学、体育、管理等科技高级人才，推动双创人才"蒲式生长"。开展面向体育全民健康的先进实用技术培训和能力提升，为全民健康服务基地的创新和科技成果转化应用提供人才支撑和保证。

2. 破除体制内人才流动障碍

鼓励辖区内学校、科研机构的精英人才携带科技成果在职帮扶体育全民健康工作，让科技成果与市场、全民健康基地充分对接，实现更大的社会价值。支持全民健康专业人才双向选择，完善人才流动制度，最大限度地激发、释放企业、学校、科研机构等单位的双创活力，实现双创人才多渠道供给。

3. 强化产学研合作

依托骨干企业、全民健康机构、高等院校和科研院所，以市场需求为导向，以突破产业技术为目标，加强产学研的密切合作，推动科技、经济的紧密结合。探索区域性股权投入基地建设，健全多层次管理体系，推动科技、技术支持基地发展。

4. 提升人才综合素质能力措施

（1）培养目标的核心措施：全员内外合力并应用，沟通宣传导向与运动处方的计划制定。加强全民健康能力素质模型学习，开发本土化体育全民健康处方内容。

（2）提升素质能力的支持措施：优化激励体系、优化选拔机制、针对性的培训、优化基地项目管理、内外考核标准合理化建议、新知识体系能力提升。

## 第三节　中国体育社区发展与服务组织

社区体育是体育的重要组成部分，是实现"全民健康"必不可少的条件。

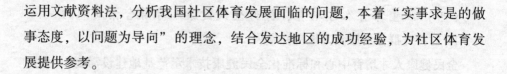

运用文献资料法，分析我国社区体育发展面临的问题，本着"实事求是的做事态度，以问题为导向"的理念，结合发达地区的成功经验，为社区体育发展提供参考。

## 一、发展社区体育的意义

### （一）"全民健康"上升为国家战略

中共中央、国务院发布的《"健康中国2030"规划纲要》中提出，"广泛开展全民健康运动，加强我国的体育事业发展，成为体育强国，要求成功打造出健康社区、健康城镇、健康工作环境、健康家庭的全民健康事业"。正式将"全民健康"上升为国家战略。"全民健康"的实现，需要社区体育提供助力。

### （二）人们对健康的需求不断地增高

近年来，人们对健康的关注和热情与日俱增，各级政府也为实现全民健康事业，将"健康社区"作为主要的工作任务，建立适应我国社区特点的体育公共服务体系。2016年5月5日，国家体育总局发布《体育发展"十三五"规划》，提出"不断完善基本公共体育服务"，"加强健身场地设施建设与管理"。自"十二五"之后，随着我国经济水平的提高，社区体育也快速发展，对完善我国基本公共服务体系起到了积极的推动作用。

### （三）缩短社区体育的发展差距

虽然我国社区体育发展很快，但同一些发达国家相比，还有很多不足和差距，需要学习国外社区体育的发展经验，使我国公民享受到更好的社区体育服务。社区体育的发展未能满足居民日益增长的健康需求，只有实事求是地提升公共服务体系管理水平，才能将全民健身落到实处。

## 二、社区体育发展的现状及存在的问题

20世纪90年代起，我国体育产业迅速崛起，带动了社区体育的快速发展，却也存在很多不足，概括为以下几点：

### （一）社区体育仍处于较低水平

近年来，在我国经济水平迅速发展的背景下，社区体育也得到了快速发

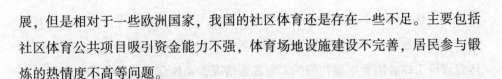

展，但是相对于一些欧洲国家，我国的社区体育还是存在一些不足。主要包括社区体育公共项目吸引资金能力不强，体育场地设施建设不完善，居民参与锻炼的热情度不高等问题。

首先，我国体育公共服务体系有待进一步完善，包括法治体系、制度建设、赛制策划、明星代言、版权保护、场馆利用、网络媒体传播等多个方面。

其次，一些国家培育了属于本国的体育文化产品，如耐克、阿迪达斯、锐步等世界知名运动品牌，国际化趋势明显。而我国的体育品牌在专业和高端领域尚有欠缺。

最后，我国体育产业收入相对较低，盈利能力不强，需要向国外借鉴经验，如美国的媒介传播主要以体育节目和电视网为主，每年的收入超过了100亿美元，通过体育产业带动，加快了社区体育发展。

### （二）"社区体育"概念不清

1989年，"社区体育"这一概念作为社区服务的一个重要内容被提出来，"社区"为社区体育的载体，应当先界定社区这一概念。不同的学者对"社区"概念有着不同的认识，综合可知，社区是宏观社会的缩影。有学者将"社区体育"概念分成四类，即以单位辖区组织、基层行政区域、居民生活区域划分的体育活动及体育活动的动机为观念的体育活动。第一类概念是我国对社区体育的初期定义，当时，我国各方面发展具有局限性，该定义不能作为社区体育的定义；第二类基层行政区域的"社区体育"，只是从基层的行政机关为区域来区分定义，此概念用社区定义来理解社区体育，本质上没有定义社区体育；第三类从居民生活区域理论，混淆了"生活圈"和"体育活动方式"的概念，缺乏准确性和全面性；第四类从体育活动的动机观念出发，没有涉及社区体育在社会定义中的科学性。

### （三）社区体育活动单一

"社区体育活动形式多样，活动内容多姿多彩、活动项目种类完整，参与主体对参与类型具有选择性等特征"。对社区体育特征的认识，没有抓住新时代特点，只是浅层地从社区居民参加体育活动的项目、形式、内容去理解认识，大多数以城市社区来分析社区体育，不仅没有深入分析新时代的特性，也没有强调社区体育本质特征，在这种前提下，无法开展丰富多样的社区体育活动。社会在进步，不同的时代有不同的特征，社区体育的特征也会随之改变。体育理论工作者需要根据我国的实际发展情况，系统深入地研究社区体育。

（四）人才匮乏

"教育是提高人民综合素质、促进人的全面发展的重要途径，是民族振兴、社会进步的重要基石，是对中华民族伟大复兴具有决定性意义的事业。"体育的人才教育是推动社区体育发展进步的关键，我国受条件、经验及资源等客观因素的影响，社区体育发展的脚步受到制约。虽然民众健身意识与日俱增，但是体育相关的人才资源还未达到应有的水平，高校体育人力资源是现在我国社区体育发展的主力军。截至 2020 年，我国注册的社会体育指导员人数达到 260 万人，社会体育指导员协会数量约 1000 个，但大多数都是"半路出家"，凭借自己运动的经验或简单的理解传播体育知识，导致社区体育没有系统性、科学性、专业性，限制了居民的运动兴趣。社区体育指导员应是国家各级机构培训认证的、不同级别的专业社会体育指导员。

三、我国社区体育组织发展现状

（一）体育组织发展及活动开展情况

组织结构方面，社区居民委员会成立社区体育委员会，由社区自治组织、辖区单位、民间社团组织和健身俱乐部组成。同时，社区还成立了社区全民健身协会，主要由社区体育骨干、社会体育指导员和志愿者组成，下设活动组织策划部、活动竞赛推广部、体育宣传教育部和晨晚练点辅导部。

组织建设方面，在调查中发现，目前各社区的体育组织多为自发形成的体育锻炼小组和健身活动点，并且规模很小，20 人左右。例如，舞蹈队、柔力球队、跳绳队，参与队员多为中老年人。

资源配置方面，每个社区都配有专业的社会体育指导员 1~2 名，若干名业余的社区体育指导员。同时，举办社区体育活动的工作人员为该社区居民委员会的工作人员。

活动场地方面，社区均设有健身活动中心，分为室内和室外两种，多为棋牌、乒乓球、舞蹈等活动场地。同时，社区还开发体育锻炼场和社区广场。体育文化公园是典型的社区公园，以体育活动为主题的免费公园，建有篮球场、网球场、门球场、乒乓球场等健身娱乐设施，为社区居民提供了一个理想的健身活动场所。

活动开展方面，各个社区定期开展各种各样的体育活动。冰雪运动体验活动、跳绳比赛、瑜伽培训、健步走活动、乒乓球比赛、扑克牌趣味比赛、体育生活化趣味运动会、暑期中小学生运动会，极大地满足了社区居民的体育需求，同时也增强了社区居民的凝聚力。

（二）社区居民参与社区体育运动情况

参与人群方面，多为40～60岁的中老年人，以退休人群为主，青少年参与社区体育的人数很少。

运动项目方面，多为跑步、舞蹈、棋牌、跳绳、踢毽子等运动强度不大、操作简便、对场地设施要求不高的项目。

参与动机方面，20岁以下社区居民多以休闲娱乐为主；21～40岁社区居民多以缓解工作压力为主；40～60岁以及60岁以上的社区居民多以锻炼身体为主。

居民满意度方面，对于社区体育活动，大部分居民选择了一般满意。对于社区体育运动器材设施，80%的居民表示一般满意。而对于社区体育指导员，72%的居民表示一般满意，并有少量居民不知道社区体育指导员的存在。

（三）社区体育组织存在的问题

1. 社区体育组织管理不完善

社区体育组织结构简单，大部分管理工作都由居民委员会的工作人员负责，内部的规章制度、分工安排、财务管理都不明确。街道办事处和居民委员会的职能没有得到充分利用。这些都会阻碍社区体育组织的进一步发展。

2. 社区体育场地设施缺乏

社区的体育场地面积不大，设施较简陋，虽然能满足部分中老年人的体育需求，但是，一些专业的球场及运动器械的缺失，的确满足不了社区居民日益增长的体育需求。

### 3. 社区体育活动项目单调

社区的体育活动多为一些散步、舞蹈、棋牌等小型的娱乐活动，普遍适用于中老年人，对年轻人吸引力不大。体育活动缺少多样性，也缺乏社区特色。

### 4. 社区体育组织人才匮乏

社区体育组织的管理人员多为居民委员会的工作人员，大多没有体育组织管理的专业知识。社区体育指导员文化程度不高，年龄偏大，职业素养不高，专业的社区体育指导员屈指可数。这样就无法保证社区体育组织的专业性，影响了社区体育的效果。

### 5. 社区体育活动经费不足

社区的体育活动资金主要依靠体育局的拨款，还有少量的社区事业经费，但是总的来说，体育活动的经费很少，限制了社区组织举办一些大型的、有影响力的体育活动。

## 四、我国社区体育发展对策

### （一）学习国外成功经验

国外发达国家的社区体育组织比较完善。首先，国外社区体育俱乐部是在政府的帮助下建立起来的，实行自我管理、自我运营、自我创造的组织，政府只为俱乐部提供资金资助和制度保障。社区居民在享受社区体育俱乐部的同时，也对俱乐部的管理和发展同时起监督作用。其次，国外社区体育经营模式有半公益半消费的特点。最后，欧美国家对体育资源的利用和管理很有效率，欧美国家社区体育的一个明显特征，是大多数的体育设施对民众是全面开放的，学校和社区的体育设施面向社会开放。尽管俱乐部租用了体育设施，也是无偿或低偿地拥有体育设施的使用权，大大提高了体育设施的使用率，提高了俱乐部在资源管理方面的效率。

### （二）共促社区体育发展

我国社区体育当前主要依靠政府的资助。应广泛建立基层的社区体育俱乐部，做好俱乐部独立自主的经营和管理，政府在政策上给予保障，资金上给予部分帮助，并可以将社区公共体育设施交付俱乐部管理，由俱乐部负责，使俱乐部自主经营、自办公帮、自治自理，成为社区体育俱乐部主要运营和管理方式。这样不仅能高效率地利用资源，也能更好地管理社区体育设施，使体育部门之间做到"互相帮助""互相制约""共同进步"。首先，体育局要总体制约和管理，协同城建局制定好居民小区体育设施建设标准、公共健身场所建设政策、社区体育健身场所管理政策；与文化局和广电局一同制定好健康宣传、体育文化企业参与社区体育政策、互联网体育信息共享政策；与教育局一同制定好社区与学校体育互动政策、学校体育资源共享政策、社区健康教育政策。各部门在互相帮助的情况下，使社区体育的发展越来越稳健。其次，在体育局总体协同相关部门（规划局、医保局、社保局、教育局、文化局、城建局等）时，要让这些部门清楚自己负责的领域，做到统筹推进，协同发展。体育局总体监督，提高资源配置和利用率，使社区得到快速发展。最后，在体育局与各部门协同工作的过程中，使各部门将独特的理念、好的工作方法融入体育社区建设，各部门互相学习，取长补短。

（三）探索有民族体育文化特色的社区体育之路

我国是多民族国家，每个民族都具有独特的文化和丰富多彩的体育文化。同时，我国还具有地区经济发展不平衡、群众需求多样化的特点。根据这些实际情况，我国社区体育具有地域性、兼容性、自觉性、趣味性和灵活性五个特征。各民族通过长期的生产、社会实践，具有较强的生命力和现代文化价值。在坚持民族体育的基础上，群众体育才能得到健康良好的发展。各地区应结合各民族的体育文化特色，开展社区体育活动。政府应根据我国社区体育的特征，把民族体育和社区体育相结合，适应新时代的新要求、新情况，探索出适应我国社区体育特色的发展道路。在政府的引导下，将多元化的群众社区体育体系建立起来。

（四）实施人才培养战略

社区体育俱乐部可以聘请一些高校中高层次体育专业人才做社区体育指导员，解决社区居民在健身中遇到的问题和困惑，指导居民科学健康地健身。

第一，完善选人、用人机制，优化高校体育教师资源配置，利用高校体育教师人力资源。让高校体育教师指导社区体育建设，加强高校体育教师资源的开发和利用。

第二，优化社会环境，加强体育教师的文化内涵。通过"以生为本""健康第一"的理念，深化高校体育教学改革，为高校体育教师的发展提供更多的机会和空间。提高高校体育教师地位，使其与其他教师一样受到社会重视。教师一直是一项神圣的职业，高校体育老师也能大放光彩。

（五）完善社区体育法治体系

完善社区体育的法治体系，其中包括对社区体育的功能定位、法律依据、运行保障、权益救济、权力监督、评估反馈和行业自治等。建立严格完整的社区体育管理制度，使其按部就班地管理和运作，实行长效机制准则，细化经营服务的职责。制定社区体育长期发展方向和科学施行计划、规章制度，设立完备的奖励机制和惩罚机制，积极与社区居民沟通反馈意见，让社区居民成为监督员，提高社区体育服务质量。确保每一个社区居民都能享受社区体育的服务，做到依托于人民、服务于人民，使社区体育保持一个健康良好的发展状态。

五、我国社区体育组织的发展对策

（一）推进社区体育组织管理体制建设

社区体育组织要充分发挥职能，不断优化自身管理体系。调节社区运行机制，完善组织机构，制定相应的规章制度和管理制度，为社区体育的发展提供强大的后盾。

（二）积极促进社区体育组织文化建设

社区居民委员会应该充分利用现有资源，调动各方面的积极性。不断增加体育运动场地和设施的同时，也要努力开展一些更具趣味性与挑战性的活动，例如登山、攀岩等，让更多的社区居民参与进来，增强居民体质的同时，也增进了社区的和谐，实现全民健身的目标。

（三）推进社区体育人才队伍建设

要加快提高社区体育组织管理人员和社区体育指导员的专业素养。加强社区体育指导员的聘用、培训、考核工作。同时，要充分利用社区街道周边的高校力量，动员高校师生积极投身到社区体育活动中来，指导社区开展体育活动，不断使社区体育专业化。

### （四）拓展社区体育资金来源渠道

社区应逐渐完善以政府拨款为主，社区事业经费为辅的经费来源结构。积极调动社会各方面力量，让社会团体、企事业单位、群众都参与到社区体育中来，才能使社区体育组织充满活力，也保证社区体育活动顺利地开展。

# 第四节　学校体育的素质教育与改革

随着社会的不断发展和进步，学校也在不断地进步和创新，素质教育也在不断深入。而在学校中，体育教学作为教育的重要组成部分，它的质量好坏将会直接影响着学生的体育观念、体育习惯和体育能力的形成和发展，还可能会影响到学生的职业生涯。而体育教学最终的使命就是促使学生身心协调发展，并使学生的技能与素质得到提高。所以，从根本上来讲，素质教育和学校的体育教学所要求的内涵是一致的。而如何通过素质教育的观念，促进体育教学的发展，已然成为我国学校所需要面对的重要课题。

### 一、素质教育下体育教育的内涵

素质教育提出的背景是学校教育中存在着不少的弊端，其重点是要培养人的内在素养及品质，并对知识内化以及学生身心的发展进行强调。在对素质教育进行应用的过程中，它不仅对学生的认知和人格、生理和心理以及智力和非智力等方面的全面发展给予重视，还需要重视学生发挥主体的创造性、积极性以及主动性。素质教育同应试教育进行比较后发现，它的概念是非常广泛的，虽然到目前为止还没有统一的表述，但是通过把人的自身发展作为基础，培养出符合新时代发展的高质量人才，早就已经成为素质教育的重要目标。而素质教育实施的主要阵地就是学校，科学合理的教育过程也是从课程（正规课程和非正规课程、显性课程和隐性课程）中体现出来的。所以，在体育课程理论发展的过程中，可以通过侧面对素质教育内涵进行了解，这不仅可以推动体育教学的改革，还有利于体育健康课程标准的实施。

## 二、素质教育背景下学校体育教学改革的必要性

### （一）时代发展的要求

随着科学技术的不断发展以及市场对于人才的需求不断升级，素质教育被提出并逐渐地受到重视。时代的发展促使了生产力的进步，传统的教育模式已经不能适应生产力的发展要求，素质教育更加符合现阶段的生产方式，是顺应时代发展的必然产物。时代的发展进步不单单变现在科学技术的进步上，同时还表现在对于人才要求的变化方面。现代社会所需要的人才已经与传统的人才要求不同，新型的人才必须拥有充足的专业知识、较强的合作精神以及过硬的实践技能，在思想上要具备较高的心理素质、健康向上的心态以及高尚的道德情操等。所以，素质教育是为了适应时代发展，满足时代发展要求的新型教育模式。

### （二）现代化建设的要求

社会主义现代化建设需要很多高素养人才。我国提出了实施科教兴国、人才强国的发展战略，寻找与之相适应的人才培养模式成了现代化建设的必然要求。学生应当树立正确的社会目标，即提升民族的综合素养，强化我国整体国力，加快社会主义现代化建设步伐。那么，能不能改进我国人才教育理念，在很大程度上影响着我国在世界范围内的竞争力，影响着我国未来发展以及现代化建设进程。所以，处理好人才教育与社会经济发展的问题，要将理论与实际相结合，不断强化素质教育。

### （三）教育改革自身的要求

随着教育的不断创新与完善，需要一种新的教育模式以适应不断改革的教育事业，素质教育正是教育改革的要求与产物。我国教育体制改革在现阶段有了很大的成绩，两基教育工作也全面完成。不过，很多地区的教育方法还是有着较多的不足，较大程度地影响教育工作的进一步改善。很多有天赋的学生，

因为应试教育的影响，而失去了特长发展的机遇。因此，素质教育在教育改革要求的大背景下被提出，以便改善现阶段教育工作中存在的不足，促进教育事业的健康、稳定发展。

### 三、深化改革过程中体现出来的素质教育特点

#### （一）主动性

素质教育的目的就是要对学生的个性发展进行重视，并且让学生在学习中充分发挥自身的个性，还提倡学生在体育教学中的主动性。对学生的爱好、兴趣以及特长进行关注，并培养学生学习的积极性，这样的话，可以更好地提升教学质量。通过对学生的爱好、兴趣以及特长进行调查研究发现，很多学生由于在不同阶段接受了体育教学知识，所以掌握了某些项目的技能，并且对体育教学项目也有了心理上的变化。因此，学校体育教学要建立在学生的兴趣基础之上，教学的内容和方法要与学生的兴趣相适应，还要对学生运动兴趣有着特别的关注，只有很好地培养和保持学生对于运动方面的兴趣，才可以让学生更加积极地参加体育锻炼。

在学校的体育教学中，其主动性还可以通过教师的素质来体现，而素质教育是否可以顺利实施的关键就是教师。在课堂教学中，教师需要把自身的能力和水平充分发挥出来，而不是只停留在表面的教学计划上。教师在教学过程中的教学手段以及组织形式，都可以对学生主动性的发挥有所影响。除此之外，教师还要对学生的主体地位充分加以尊重，并相应地采取措施，从而对学生体育素质的发展有更大的引导与推动作用。

#### （二）全面性

以往人们比较喜欢用身体素质来对学校体育需要实现的目标进行表达，但是这个定义没有办法对素质教育视野下的学校体育需要实现的目标进行体现，这就会出现具有单一性、片面性的体育教学目标。而体育教学的目的应该是更加全面、广泛的，所以体育专家学者专门用体育素质来表达体育教学的目的。体育素质包含了很多方面，例如身体素质、身体知识、身体形态、心理素质、身体机能、体育意识等。体育的全面性也就是要面对全体接受教育的人员，并

提出共同素质的需求，其中可以存在个别差异，但是每个学生都应该达到所要求的身体素质水平，从而让每个学生都可以接受更加全面的发展。

四、学校体育教学改革应符合素质教育的特征

（一）全体性特征

学校体育教学工作要体现出素质教育应有的特征，以学生作为教学工作的中心，让所有学生的身心得以健康发展，提升学生应具备的体育素养，培养学生日常锻炼的习惯。素质教育具有全体性的特征，同时也要关注每个学生的学习以及全面发展的情况。素质教育的全体性决定了在教学工作中教师对待每一位学生都要给予平等的地位，不能对个别学生进行特殊照顾，让所有的学生都能够全面地提升自身的能力。同时，素质教育还要有区分地对待学生，这里的区分对待是指根据每个学生的实际情况，采用不同的方式、方法进行教学工作，使学生的个性得以体现，让学生自身的优势充分发挥出来。

（二）全面性特征

学校体育教育还应当注重对学生全面的培养，让学生在掌握知识的同时，身心各方面都能得到全面的发展，让体育贯穿于学生的整个人生阶段，充分地展示出体育对学生发展的终身益处。学校体育教学要重视学生身心的全面发展，使学生各个方面的发展实现和谐统一。因此，在进行体育教学的过程中，不单单要让学生学会应具备的体育技能，让学生的体育素养得到提升，还要注重强化学生终身体育的思想，让学生养成体育锻炼的良好习惯，让学生得到全方位的发展。

（三）基础性特征

素质教育所培养的不仅仅是学习成绩好的学生，其更加注重学生的长远发展。只有打下良好的基础，才更有利于学生的健康发展。学校体育教学，不仅培养学生的体育基础，更要给学生的心灵成长打好基础，让学生通过体育教学，拥有良好的自信心，强化学生的心理素养，养成自主强身的意识。

（四）学生主体性特征

教师在进行体育教学过程中，一定要转变教学理念，不能固守教师是课堂

主体的旧思想，要将学生作为课堂教学的主体，以学生为课堂教学的中心。对于学校体育教学工作来说，学生的参与热情是教学效果提升的关键，在课堂上要让学生摆脱约束，参与课堂教学中来。可以在教学过程中对学生进行分组，然后不同的组之间进行体育知识与技能的竞争比赛，增强学生的竞争意识。不同组之间针对自己或者其他组表现中的不足进行讨论，教师在整个过程中对学生起引导作用，不仅让学生与老师之间实现了良好的沟通，同时，学生在讨论的过程中积极性也得到了提高，课堂参与感更强，对体育教学课程的兴趣更浓，有利于学生充分地理解与掌握体育知识与技能。

## 五、素质教育背景下学校体育改革的具体措施

### （一）建立体育教学与社会体育联系的平台

学校在进行体育教学的过程中，要不断地强化与社会体育的交流与联系，可以采取多种方式建立体育教学与社会体育联系的平台，为学生参与社会体育活动提供有利的条件，让学生能够在社会体育活动实践中加深对体育内涵的理解，学会对体育技能的合理运用，了解自身所存在的不足，在学习体育知识与技能的过程中加以完善。通过建立体育教学与社会体育联系的平台，能够加深学生对社会体育的了解和认同，端正体育学习的目的，完善自身存在的不足，充实自身的知识，培养自主参与的意识，对学生以后参与社会体育活动有着重要的意义。

### （二）制定适应社会体育发展要求的体育教学规划

随着我国全民健身活动的深入进行，学校在体育教学方面也要不断地改革，以更好地培养出适应社会要求的人才。在体育教学的改革与发展中，要依托社会体育发展的方向，紧跟社会体育发展的步伐，让学校体育教学的理念始终走在社会体育发展的前端。另外，学校体育教学各种手段的运用都是为了教学目标的实现。现阶段，为了实现终身体育与素质教育的目的，传统的教学模式逐渐发生转变，体育教学不仅仅要重视技能的教学，更要注重学生综合体育素养的提升。

因此，学校在进行体育教学规划时，要满足学生以后参与社会体育活动的

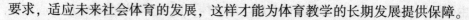

要求，适应未来社会体育的发展，这样才能为体育教学的长期发展提供保障。

（三）强化学生自主参与社会体育活动的理念

学生只有亲身融入社会体育活动中，在参与的过程中不断实践、认知、验证，才能增强对社会体育活动的了解。只有实践出来的认知才是经得住考验的。学校在进行体育教学过程中，要强化学生自主参与社会体育活动的思想，让学生在社会体育活动实践中了解与认识体育活动的内涵。所以，学校在强化学生自主参与社会活动理念的同时，要给学生提供便利的条件与良好的环境。教师在教学的过程中，也要对学生参与社会体育活动的行为加以肯定与赞扬，让学生对参与社会体育活动更具热情。只有通过学生自主参与社会体育活动，才能更好地实现体育教学的社会价值。

# 参考文献

[1]王莉丽.老龄化背景下我国城市公共体育服务供给的反思与优化[M].北京：北京体育大学出版社,2016.06.

[2]伊向仁.老年体育与健康管理[M].济南：山东大学出版社,2016.11.

[3]费加明.城市老年人健身生命质量特征及运动干预研究[M].生活·读书·新知三联书店,2017.05.

[4]朱琳,于洋.老年人运动健康促进新概念[M].世界图书出版广东有限公司,2018.02.

[5]周作新,汪成林.老年人适量运动促健康[M].武汉：湖北科学技术出版社,2017.05.

[6]吴雪萍.老年人日常健身运动指南/运动即良药[M].北京：科学出版社,2018.06.

[7]沈鑫.老年人居家健身数字化服务设计研究[D].北京：北京服装学院,2022. DOI：10.26932/d. cnki. gbjfc. 2022. 000041.

[8]陆风香.中老年人盲目健身的成因以及对策研究[D].吃的：成都体育学院,2022. DOI：10.26987/d. cnki. gcdtc. 2022. 000240.

[9]李佳新.哈尔滨市老年人健身风险因素调查与应对策略研究[D].哈尔滨：哈尔滨师范大学,2021. DOI：10.27064/d. cnki. ghasu. 2021. 000255.

[10]蓝小燕.老年居家健身产品的适老化设计研究[D].南京：南京理工大学,2020. DOI：10.27241/d. cnki. gnjgu. 2020. 001407.

[11]王帆.城市老年人健身休闲动机对休闲涉入的影响研究[D].福州：福建师

范大学,2020. DOI:10. 27019/d. cnki. gfjsu. 2020. 001737.

[12]卢春燕.城市老年人健身素养现状调查与提升策略研究[D].牡丹江:牡丹江师范学院,2019. DOI:10. 27757/d. cnki. gmdjs. 2019. 000121.

[13]崔仁争.新时代全面小康背景下南昌地区老年人健身活动研究[D].南昌:江西师范大学,2019. DOI:10. 27178/d. cnki. gjxsu. 2019. 000393.

[14]魏芸.老年人参与社区体育活动的风险管理研究[D].济南:山东体育学院,2018.

[15]坎志博.老年人健身产品设计研究[D].北京:北方工业大学,2018.

[16]陈秋萍.中老年人健身风险因素的分析与对策研究[D].成都:成都体育学院,2018.

[17]陈东烨.核心力量和健身路径锻炼改善男性老年人跌倒风险因素效果研究[D].天津:天津体育学院,2014.

[18]刘娜,张新婕,崔巍.阜阳地区老年人广场舞锻炼健身风险调查与分析[J].当代体育科技,2022,12(06):40-42. DOI:10. 16655/j. cnki. 2095-2813. 2111-1579-3920.

[19]曹茹,孙国双.体育绘本促进老年人健身科学化的研究[J].运动精品,2020,39(07):48-49.

[20]唐俊杰.中老年人健身损伤风险发生的体质因素探析[J].当代体育科技,2019,9(29):195-196. DOI:10. 16655/j. cnki. 2095-2813. 2019. 29. 195.

[21]唐暴,郑立杰,唐红明.老年人健身锻炼心理预测因素与运动损伤研究[J].体育科技文献通报,2019,27(02):71-73. DOI:10. 19379/j. cnki. issn. 1005-0256. 2019. 02. 027.

[22]肖和伟.老年人健身中的安全性思考[J].当代体育科技,2018,8(13):219-220. DOI:10. 16655/j. cnki. 2095-2813. 2018. 13. 219.

[23]王文萍.核心力量和健身路径锻炼改善老年人跌倒风险因素的研究[J].实用临床护理学电子杂志,2017,2(19):106-107.

[24]吴瑕,薛武更,方静,王俊星,范新六,马海啸,刘喆,叶财德,段锦绣.八段锦锻炼干预社区老年人跌倒风险60例[J].中国中医药现代远程教育,2017,

15(03):106-109.

[25]张丹妮,陈乐琴,张一民.中老年人健身损伤风险发生的体质因素探析[J].南京体育学院学报(自然科学版),2016,15(01):50-55.DOI:10.15877/j.cnki.nsin.2016.01.011.

[26]熊信.老年人健身能力评价体系理论评述[J].体育研究与教育,2015,30(S1):8-12.DOI:10.16207/j.cnki.2095-235x.2015.s1.003.

[27]唐杨喜,舒楚农.探讨中老年人参与羽毛球运动的健身风险[J].当代体育科技,2014,4(34):148+150.DOI:10.16655/j.cnki.2095-2813.2014.34.055.

[28]王凤,李剑书.中老年人健身俱乐部发展的可行性研究[J].商场现代化,2012(21):188.

[29]陈彩虹.老年人练习太极拳存在的风险及风险规避[J].科技风,2012(12):244.DOI:10.19392/j.cnki.1671-7341.2012.12.197.

[30]左海燕.老年人参与广场舞健身运动风险意识研究[J].渭南师范学院学报,2012,27(06):92-95.DOI:10.15924/j.cnki.1009-5128.2012.06.032.

[31]左海燕.陕西东部地区中老年人参与太极拳运动健身的风险意识现状分析[J].搏击(武术科学),2012,9(02):56-58.DOI:10.13293/j.cnki.wskx.003611.

[32]闫严.24式太极拳运动对中老年人心肺功能的影响研究[J],辽宁师范大学学报自然科学版,2013(1):124-127.

[33]王鹏.太极拳运动对老年女性亚健康状态的康复作用[J].中国老年学,2012,32(6):1263-1264.

[34]王洁,太极柔力球运动对绝经后妇女骨密度和骨代谢指标的影响[J].北京体育大学学报,2007,30(9):1226-1228.

[35]韩传来,HanChungTai.太极柔力球运动对老年人睡眠质量及情绪的影响[J].福建体育科技,2008,27(2):21-22.

[36]姚远.6个月太极柔力球练习对老年人静态平衡能力的影响[J].中国运动医学杂志,2008,27(5):612-613.

[37]李心天,医学心理学[M]北京:人民卫生出版社,1991:110-4.

[38]艾布拉姆,陈潮珠.默克老年病手册[M].人民卫生出版社,1996.

[39]李兴民.老年行为医学[M].北京:军事医学科学出版社,2002:49-54.

[40]张伟.成都地区255岁人群抑郁障碍患病率调查[J].中华老年医学杂志,2004;23(12):883-5.